国家社会科学基金一般项目“新媒体环境下农村中年居民健康信息获取障碍研究”
（批准号：17BGL262）

中国农村中年居民
在线健康信息获取障碍研究

王辅之◎著

安徽师范大学出版社
ANHUI NORMAL UNIVERSITY PRESS
·芜湖·

图书在版编目(CIP)数据

中国农村中年居民在线健康信息获取障碍研究 / 王辅之著. — 芜湖: 安徽师范大学出版社, 2021.5

ISBN 978-7-5676-5113-5

Ⅰ. ①中… Ⅱ. ①王… Ⅲ. ①农村—中年人—健康状况—信息管理—研究—中国 Ⅳ. ①R199.2

中国版本图书馆CIP数据核字(2021)第116528号

中国农村中年居民在线健康信息获取障碍研究 王辅之 ◎ 著

责任编辑: 胡志恒
责任校对: 辛新新
装帧设计: 张德宝
责任印制: 桑国磊
出版发行: 安徽师范大学出版社
芜湖市北京东路1号安徽师范大学赭山校区 邮政编码:241000
网 址: http://www.ahnupress.com/
发 行 部: 0553-3883578 5910327 5910310(传真)
印 刷: 苏州市古得堡数码印刷有限公司
版 次: 2021年5月第1版
印 次: 2021年5月第1次印刷
规 格: 700 mm × 1000 mm 1/16
印 张: 10.5
字 数: 162千字
书 号: ISBN 978-7-5676-5113-5
定 价: 35.00元

前言

本书系国家社会科学基金一般项目“新媒体环境下农村中年居民健康信息获取障碍研究”（批准号：17BGL262）的研究成果。

中国社会信息化的普及大致起步于20世纪80年代末期，经过三十几年的发展，互联网和信息技术已经深入我国社会的方方面面，正在潜移默化地改变着人们的生产、生活和行为方式。在医疗健康领域，最显著的改变莫过于医疗技术和诊疗装备的日新月异，这是有目共睹和显而易见的。但对于影响人们健康状况的另一种改变则往往不被人们所关注，即公众健康信息行为的改变。互联网不仅为人们的工作和娱乐提供便利，同时也正在成为人们获取健康知识和疾病诊疗信息的重要来源。

本课题组对于公众健康信息行为的研究起源于对健康信息素养问题的研究。2011年，本人在中南大学湘雅公共卫生学院攻读博士学位时第一次接触到“健康信息素养”的概念，对“健康信息素养”的最初理解是该概念介于“健康素养”和“信息素养”两个概念之间，是对这两个概念的结合、发展与延伸。然而随着对“健康信息素养”问题研究的深入，尤其是经过数次横断面调查，以及对居民深度访谈后，我们发现“健康信息素养”绝不是对那些过往概念的简单结合，而是对公众健康信息认知水平、健康信息获取能力、健康信息质量评价能力和应用健康信息做出合理健康决策能力的综合体现。这些认知和能力要求中，获取高质量健康信息的能力是核心和关键。而在新媒体技术广泛应用的今天，对公众健康信息获取能力的研究，就格外凸显出其重要的理论价值和实践意义。

至于为何选择农村中年居民作为研究对象，基于以下三点考虑：第一，依据中国社会的信息化发展进程，现阶段我国中年人群尤其是在农村的中年居民，恰好属于“数字移民”。即在他们青少年时期，中国社会信息化进程刚刚起步，他们并没有形成对于信息化社会的充分理解与系统认识，而是在成年后突然“被迫闯入”到信息化浪潮中，必定会使他们产生一定程度的信息恐慌和信息焦虑。第二，农村社区往往地处偏远，不便的交通、相对较弱的医疗卫生条件和农村居民淡漠的健康意识，导致农村居民更加倾向于通过互联网来获取与健康相关的信息，这一点在我们前期相关调研中也得到了印证。而农村中年居民的健康信息素养水平不仅影响他们自己的健康状况，对于其家庭成员的健康也存在重要影响。这种影响无关于他们是在农村务农，抑或是在城市务工。第三，随着生活质量的改善，以心脑血管疾病和内分泌系统疾病为代表的慢性病患病情况正呈现出显著的年轻化趋势。从公共卫生角度来看，开展中年人群的健康信息行为研究，对于改善他们进入老年后的健康状况，降低未来中国社会的整体医疗成本，缓解全社会的医疗、护理服务需求紧张状况，均具有极其重要的意义。

本书分为8章，首先讨论了本研究所涉及的相关概念及理论基础（第三章），包括健康信息素养的概念与内涵、信息行为、健康信息行为、数字健康技术应用障碍和在线健康信息质量评价工具等内容。然后，从主观影响因素（健康信息素养，第四章和第五章）和客观影响因素（健康信息质量，第六章和第七章）两个维度，分析了新媒体环境下我国农村中年居民在线健康信息获取障碍。在附录部分，我们给出了本研究所用到的全部调查问卷和量表。其中，健康信息素养评价工具和相关调查问卷是我们自己设计、编制的，并经过了一些应用检验，具有较好的信度和效度。而在线健康信息质量评价工具则是本课题组翻译自国外的相关量表。这些调查工具均可供读者在今后的研究中参考使用。

本书由王辅之博士独撰。课题调研工作由孙伟伟、潘玮、刘鹏、罗丹四位老师带领19位本科生（郑鹏、李冲冲、黄锦泉、陈豪、左兆灿、汪云昊、陈佳玉、张凡、葛学勇、孔苗苗、于硕、赵斌、彭浩成、高歌、徐曼曼、高婉莹、范宇航、毛婷婷，李浩然）和6位研究生（韦卓利、郭怡雪、张小晴、周文静、崔悦、梁玉猛）共同完成。孙伟伟老师承担了在线健康信息质量评价工具的翻译工作和乳腺癌在线健康信息质量的数据分析工作，罗丹副教授承担了横断面调查的数据分析工作。陈兴智教授对本课题的实施给予了指导意见。杨枢教授、卢东兵副教授、张浩老师、张敏老师和孔令超老师对本课题的组织、管理工作，提供了大力支持和帮助。王卓鑫、范颜颜、邓姗姗和吕合凯四位研究生完成书稿的校对工作。在此，对上述老师和同学的辛勤付出表示感谢。在本书撰写过程中，我们引用了大量国内外的文献，也对这些文献的作者表示感谢。

公众的健康信息行为受到个人素养、社会环境、经济水平、宗教信仰等多个维度的影响。因此，对于健康信息行为的形成机理和影响因素开展研究，绝对不是本书呈现的研究内容所能涵盖的。希望本书的有关结果和结论，能为今后的公众健康信息素养研究工作起到抛砖引玉的作用。由于时间和精力的限制，加之著者学识、水平有限，本书难免存在错误、疏漏之处，恳请广大读者批评、指正。

王辅之

2021年2月

目　录

第一章 研究背景

1.1 选题意义

1.1.1 立项背景

世界卫生组织认为："信息是通往健康的必经之路。"近十年来，国际上一系列研究已经证明居民获取在线健康信息，对于普及健康常识、增强保健意识、提高病人依从性、帮助其做出正确的健康决策，均发挥了积极的促进作用①。然而，目前我国针对农村居民的健康干预措施仍然停留在健康知识推送、健康素养教育等方面，有条件的地区还开展了一些健康筛查、送医下乡等工作②。虽然这些举措一定程度上改善了农村居民的健康状况，但由于受到经费、人力、物力等因素制约，在巨大的健康需求面前，仍然是杯水车薪，难以在大范围内普及实施。因此，提高居民健康信息素养水平，培养其借助新兴信息传播媒体获取、评价、应用健康相关信息，做出合理健康决策的能力，应该成为未来我国开展居民健康教育与健康促进的新思路。

"健康信息"泛指与人们身体、心理、疾病、营养、养生等领域相关的信息。随着中国社会经济发展水平的快速提高，中国居民在温饱问题已经

① Hall A K, Bernhardt J M, Dodd V. Older adults' use of online and offline sources of health information and constructs of reliance and self-efficacy for medical decision making [J]. J Health Commun, 2015, 20(7): 751-758.

② 韩志琰，谷景亮，赵芳. 基于社会支持视角的农村居民健康素养及影响因素研究[J]. 卫生软科学，2015，9(29)：571—575.

得到解决的前提下，开始更多地关注自身的健康问题。伴随着互联网技术的快速发展，手机、电脑等智能信息获取终端已经开始进入农村家庭，基于互联网的新媒体应用，例如微信、微博和各类App应用，已经成为农村居民获取健康知识的重要途径。而当他们健康状况出现问题时，在第一时间求助的对象也已经开始从医务人员、医院转移到基于互联网的新媒体应用终端。这种由被动的健康信息推送变为主动的健康信息搜寻，就引出了健康信息获取行为（Health Information Seeking Behavior，HISB）这一概念，HISB是指个人获取有关健康、健康促进方式、健康风险和疾病信息的方式、渠道①。

中年是个人生命进程的重要阶段。一方面，中年人在社会、工作、家庭生活中发挥着中流砥柱的作用，其健康状况直接影响社会经济发展和个体家庭幸福。然而，由于家中上有老下有小，中年人既需要关心子女的教育问题，也需要关注长辈的养老问题。在多层压力下很容易忽视自己的健康状况。另一方面，该年龄段人群在生理上开始呈现出比较显著的衰老变化，病理上容易罹患各种中老年疾病，大大加重了对中年居民的健康威胁，许多慢性病患者就是因为中年时期的疏忽与大意，导致其在老年时期受到愈加多的健康困扰。

“在线健康信息”是指一切通过Internet实现远程传播的与卫生、健康、疾病和生命相关的数据、信息和知识。从硬件上来说，在线健康信息的传播需要个人电脑、手机等信息终端的支持，从软件上来说，在线健康信息的传播需要包括网页、微信公众号、微博等各类移动应用终端及App软件的支持。相对于传统媒体所传播的健康信息而言，公众获取在线健康信息的能力与其所具备的新媒体素养水平密切相关。所谓新媒体素养主要是指公众接触、解读和使用新媒体及新媒体信息时所表现出的素质与修养②。一个较全面的定义是美国媒体素养中心给出的：“人们面对媒体各种信息时的

① Lambert S D, Loiselle C G. Health information seeking behavior [J]. Qual Health Res, 2007, 17(8): 1006-1019.

② 畅祎扬.“互联网+”背景下高校教师新媒体素养现状与提升策略分析——以陕西省高校教师为例[J]. 传播力研究，2018，2(26)：221.

选择能力、理解能力、质疑能力、评估能力、创造和生产能力以及思辨的反应能力。”常见的新媒体包括微博、微信、QQ等。因此，在新媒体时代，公众的在线健康信息获取障碍问题，很大程度上表现在他们的新媒体应用能力水平上。

2014年5月，国家卫生和计划生育委员会（以下简称“卫计委”）发布了《全民健康素养促进行动规划（2014—2020年）》，规划提出“到2020年，全国居民健康素养水平提高到20%”的目标，要求“打造数字化的健康传播平台，充分发挥电视、网络、广播、报刊、手机等媒体的传播作用”，“针对妇女、儿童、老年人、贫困人口等重点人群，开展符合其特点的健康素养教育活动”。2015年，国务院办公厅印发的《关于加快高速宽带网络建设 推进网络提速降费的指导意见》提出“到2017年，80%以上的行政村实现光纤到村，农村宽带家庭普及率大幅提升，4G网络全面覆盖城市和农村”的战略目标。可以预见，随着“全民健康素养促进行动规划”的提出和国家农村宽带网络建设政策的实施，基于互联网的新媒体健康信息传播途径，将成为今后我国农村地区健康信息传播的新渠道和新平台。

2017年，国务院又印发了《国家人口发展规划（2016—2030年）》，发展规划预测到2030年，我国45—60岁大龄劳动力将达到人口总数的36%，其中近一半在农村[①]。但是由于历史原因，我国长期以来存在严重的城乡二元割据问题，农村居民的经济水平、受教育程度、健康意识、健康保障体系等方面远远落后于城市居民[②]。大部分农村地区存在医疗保障水平不高、筹资不畅等问题[③]，导致农村居民的健康状况普遍低于城市居民。在这种背景下，研究农村中年居民的健康信息获取障碍，以及应对这些障碍的社会支持策略，对于提高其健康信息素养，改善其进入老年后的健康状况，降低医疗费用，缓解护理服务需求，减轻社会医疗保障筹资压力，具

①中华人民共和国国务院.《国家人口发展规划(2016—2030年)》[EB/OL].(2016-12-30)[2020.02-20].http://www.gov.cn/zhengce/content/2017-01/25/content_5163309.htm.

②熊彦.影响农村居民健康的社会经济因素分析[J].经济学,2018,35(02):44-49.

③韩宇,施若.我国贫困地区农村医疗保障的水平及其改革探析——以滇黔陕甘青五省为例[J].上海经济研究,2015(03):117—122.

有重要的理论价值和现实意义。

1.1.2 研究对象和研究目标

参照联合国世界卫生组织提出的年龄分段标准①，本课题研究对象限定为中国农村社区的30—65岁的常住居民。农村社区指聚居在一定地域范围内的农村居民在农业生产方式基础上所组成的社会生活共同体；而常住居民则指在调查地区连续居住并生活六个月以上者。

本课题研究的总目标是调研新媒体环境下农村中年居民的健康相关信息获取障碍及其社会支持策略。具体研究目标包括以下三个方面：

（1）新媒体环境下，农村中年居民在线健康信息获取障碍的主观因素。应用定性和定量研究方法，调研中国农村居民健康信息素养水平，通过开展在线健康信息获取行为实验，调研他们通过新媒体获取在线健康信息的能力和存在的障碍。

（2）新媒体环境下，农村中年居民在线健康信息获取障碍的客观因素。引入国外在线健康信息质量评价工具，从桌面应用和移动应用两个角度，调研中文在线健康信息质量。

（3）提出新媒体环境下，中国农村中年居民健康信息获取障碍的社会支持策略。

1.2 新媒体环境下公众在线健康信息获取研究现状

1.2.1 国外研究

一些发达国家和地区，已经意识到新媒体正在成为公众获取健康相关信息的新兴媒介，并就该问题从不同角度开展了大量的相关研究。

1. 健康信息素养评价

健康信息素养评价是开展健康信息素养研究的首要任务。早在健康信息素养概念提出之前的1995年，Baker等学者就开发了成人功能性健康素养

① United Nations Publication. Provisional guidelines on standard international age classifications. [EB/OL]. (1982-01)[2020-02-20]. https://unstats.un.org/unsd/publication/SeriesM/SeriesM_74e.pdf.

评测工具（Test Of Health Literacy In Adults，TOFHLA），用于测试成年人在医疗环境下的阅读能力和计算能力。该评估工具的评估条目包括了健康信息素养概念所涉及的部分内容。2004年，研究人员又在此基础上开发了西班牙语版本的评估工具（S-TOFHLA）。鉴于当年信息化发展程度不高，该工具重点评测的是健康知识的获取和掌握能力。随着全球信息化发展浪潮的兴起，2006年，Ivanitskaya在高等教育信息素养能力标准的基础上，开发的研究性阅读自评工具（Research Readiness Self-Assessment，RRSA）中，较早引入了对大学生网络信息搜索能力和健康相关信息评价能力的测量①。2012年，芬兰学者Eriksson-Backa在其研究中开始重点关注老年群体的健康信息素养水平②。通过询问老年人健康相关信息的需求、信息源的使用和信息质量的自我评价能力来考查65—79岁老年人的日常健康信息素养水平，该研究中也涉及了从互联网获取健康信息和评价在线健康信息质量的相关研究。相关研究结论表明，掌握更多健康信息、具备较高的评价和运用健康信息能力的人，更可能成为医疗保健活动中积极的参与者和受益者。而那些缺乏健康信息意识，不知道如何评价健康信息质量，也不知道如何将健康信息应用于自身的人，则更可能存在一定的健康隐患，这将影响他们的健康状况。

2.健康信息行为研究

健康信息行为问题的研究在近十年来得到全球越来越多专家学者的关注。2012年，一项针对华盛顿和纽约Inwood地区100位拉美裔美国人使用互联网寻求健康信息行为的预测研究发现，较小的年龄、较好的健康状况和较高的教育水平是在线健康信息寻求行为的预测因素③。2013年，Chaudhuri等学者对403位中老年人健康信息获取行为进行研究，发现相对于固定

①Ivanitskaya L, Boyle I. Health information literacy and competencies of information age students: results from the interactive online Research Readiness Self-Assessment（RRSA）[J]. Journal of Medical Internet Research, 2006，8(2): e6.

② Eriksson-Backa K, Ek S, Niemel R. Health information literacy in everyday life: a study of Finns aged 65-79 years [J]. Health Informafics Journal, 2012, 18(2): 83-94.

③ Young J L, Bernadette B A, Leigh Q, et al. Predictors of health information-seeking behaviors in Hispanics [J]. 11th International Congress on Nursing Informatics, June 23-27, 2012, Montreal Canada.

推送的健康相关信息，受访者更加信赖在线互动的健康信息查询结果，研究结果表明，必须努力帮助中老年居民更好地驾驭和使用互联网，并识别可靠的在线健康信息，从而更好地满足他们的健康信息需求①。还有一些研究对医患之间的健康信息行为互动问题进行了深入研究。2018年，一项针对急性冠状动脉综合征（ACS）成年患者通过互联网查找健康信息的行为研究中，研究者发现受教育程度高和就医困难的患者更倾向于通过网络寻求健康信息，虽然有超过一半的ACS患者存在查询在线健康信息的行为，但是只有三分之一的患者与医生讨论了他们所获得的健康信息。研究结论提示临床医生向病人推荐以证据为基础的在线健康信息资源，对于改善患者的健康状况具有积极的意义②。

1.2.2 国内研究

国内对于健康信息获取行为的研究起步较晚，但是在近十年间呈现出井喷式的发展趋势。研究重点可以归纳为以下几个方面。

1. 我国健康传播网站生存环境

任何事物都有其生存环境，健康网站作为新兴的健康信息传播媒体，也有其生存、发展的外部环境。目前，我国健康网站的生存环境可以概括为以下三个方面：

第一，社会公众不仅对健康的重视度提高，而且对网络获取健康信息服务的需求快速增长。

网络传播速度快、信息量大、接入便捷的特点已经让人们意识到网络是获取信息的最便捷途径。根据艾瑞咨询iUserTracker检测数据显示，中国生活服务类网站的访问用户近年来持续增长，表明网络已经成为公众获取信息服务的重要渠道。2013年11月，在清华大学召开的第八届中国健康传

① Chaudhuri S, T Le T, White C, et al. Examining health information-seeking behaviors of older adults [J]. Comput Inform Nurs. 2013, 31(11): 547-553.

② Molly E W, David D M, Daniel J A, et al. Online health information seeking by adults hospitalized for acute coronary syndromes: who looks for information, and who discusses it with healthcare providers? [J]. Patient Education and Counseling, 2018, 101(11): 1973-1981.

播大会上，全球健康战略倡导主席（Global Health Strategies initiatives，GH-Si）维克多·佐纳纳（Victor Zonana）提出“在帮助公众关注并理解复杂的卫生议题上，媒体能够发挥重要作用”。而互联网作为新兴的信息传播媒体，在卫生与健康信息传播中也必将发挥重要作用。

第二，健康信息服务的沟通需求为健康网站的快速发展奠定了基础。

我国由于区域经济发展不平衡造成了偏远地区医疗水平落后的局面，而互联网所提供的信息交流平台，对于医生提高业务素质，促进医务工作者与病患的交流以及共享健康信息和卫生资源都具有重要意义。

第三，医疗机构和医药企业为健康网站的运营发展提供了动力。

健康网站的实施、维护和信息更新需要经济支持，而互联网作为一个不间断、低成本的全世界范围的展销机会，也给医疗机构和医药企业构建了推广自己业务的良好平台。同时，健康类网站广告投放的针对性强、效果好，因此深受广告商的青睐，广告收益便成为健康类网站运营的动力。

2. 在线健康信息应用现状

目前，我国公众对网络健康信息应用广泛，不仅在生理健康方面[①]，在心理健康方面也有广泛应用[②]。调查发现，网络健康信息对于健康的促进作用主要通过以下两个途径实现。第一，健康信息查询促进健康状况的改善。网络信息量大，使用便捷等特点让网络成为公众获取医疗健康信息的重要来源。当对疾病相关的医疗健康信息有较强的需求时，公众上网查询与疾病相关的医疗健康信息的意向较强。综合门户网站是公众进行信息获取时使用最多的网站，而公众对医院网站和医疗健康专题网站的认知度相对较低。公众在获取高质量的医疗健康信息之后，这使得其自身的医学知识素养得到提升，信息弱势逐渐得到弥补，并且在医患交流过程中，其主动性也不断增强，信息弱势也逐渐减轻。同时，公众医疗健康信息的积累让其对疾病的治疗有了合理的预期，对疾病的风险意识提升，自身的理性就医

① Zarcadoolsas C, Pleasant A, David S G. Advancing health literacy: a framework for understanding and action [M]. San Francisco: Jossey-Bass, 2007: 1.

② 张美娟，陈月枝，章淑娟. 健康素养的概念分析[J]. 护理杂志，2009，56 (5)：93—97.

意识得到加强。第二，利用网络健康信息，促进医患沟通交流。患者对上网获取的健康信息在其与医师的沟通过程中的作用评价较高，这种向医师验证信息的行为使其在与医师的交流中感到更加自信，患者就诊时的满意度也相对较高。同时，网络医疗健康信息能够帮助患者更好地理解医师的解释和说明，医患交流沟通也会更加顺畅，减少不对称性。网络健康信息的获取对于促进医患关系趋向和谐，对形成医患关系的良性循环具有重要作用[①]。

2014年，香港大学的研究者对香港特别行政区98位城市社区中老年人使用互联网获取健康信息的情况进行了调查，测试了他们使用互联网的频率、生理健康状况和心理健康状况，发现健康信息获取的易用性和中老年人对健康信息的态度显著影响其应用互联网获取健康信息的行为[②]。还有一些学者对中老年人健康信息获取行为中存在的信息行为能力、健康信息评价等问题开展了深入研究，提出健康信息获取能力是健康信息行为的核心，并对提升公众健康信息素养产生了显著的影响。

在中国内地，公众健康信息素养的评价与促进问题也已经引起公共卫生研究机构和政府相关职能部门的重视。2013年卫计委发布的第三次全国城乡居民健康素养监测报告表明，我国居民健康信息素养水平为18.46%，相比较2012年的18.16%没有显著提升。南方医科大学的一项研究对3个省会城市951例门诊患者互联网健康信息利用状况进行调查，发现83.9%的受访者认为网络获取的健康信息对自己与医生的交流沟通有积极正面的影响，而当发生健康问题时，能够在线咨询的60岁以上老年人仅占同年龄段人群的33.33%，在所有年龄段样本中最低[③]。

3. 健康信息素养对在线健康信息传播的影响

据中国互联网络信息中心2020年4月发布的《第45次中国互联网络发

① 肖璨. 中国公众健康素养调查及评价体系建立[D]. 中国疾病与预防控制中心. 2008.

② Wong C K, Yeung D Y, Ho H C, et al. Chinese older adults' iInternet use for health information [J]. J Appl Gerontol, 2014, 33(3): 316-335.

③ 戴菲菲，刘玉秀，易学明，等. 网络环境下患者健康信息获取和医疗服务利用调查研究[J]. 医学研究生学报，2014，27(5)：517—521.

展状况统计报告》显示，我国手机网民规模5.27亿人，互联网普及率达到46.9%。网民上网设备中，手机使用率达83.4%，首次超越传统PC整体80.9%的使用率，手机作为第一大上网终端的地位更加巩固。移动设备的快速发展为新媒体的推广与应用起到促进作用。

目前，我国学者对新媒体健康信息传播也开展了相关研究。华中科技大学刘瑛、何爱珊基于劝服传播的精细加工可能性模型（ELM），通过对近40个健康类QQ群的研究，发现在QQ群的健康信息传播中，影响劝服效果的关键因素是中枢路径中健康信息的质量、边缘路径中健康信息传播者的身份背景及劝服过程中出现的干扰因素。中国科学技术信息研究所的奇娜、宋立荣以微博中转发量较大的一些医疗健康领域信息为案例，通过问卷调研、统计分析、专家访谈、对比分析等方法对网络科技信息传播中的信息质量问题进行研究，结果发现，微博信息质量不佳主要是由于其灰色信息的属性、缺乏相关研究关注以及没有完善的制度法规约束，并据此提出了相应的建议①。

1.3 研究现状评述

通过对已发表研究成果的回顾，可以发现，影响公众获得卫生信息的障碍是多方面的，既包括主观因素，如个人对卫生信息的认识、个人的信息素养水平等；也包括环境因素，如获得卫生信息的机会以及卫生信息的质量等。在新媒体环境下，公众获取健康信息又呈现出一些新的影响因素，包括居住社区网络环境的建设情况，个人对于信息技术设备的应用能力，在线健康信息的真实性、可读性和可理解性，甚至包括伙伴影响、文化反哺等行为因素。相关研究结论对提高公众健康信息素养水平，减少公众对健康信息获取的障碍，提供了理论依据和实践指导。

但同时，现有的相关研究也存在一些不足，尤其是在新媒体环境下，

① Bundy A.(Ed.) Australian and New Zealand Information Literacy Framework: Principles, Standards and Practice(2004), [2011-11-15](2nd ed.). Adelaide,S A, Australia : Australian and New Zealand Institute for Information Literacy.

对影响公众获取健康信息行为及其障碍因素缺乏系统而深入的研究，体现在以下几个方面：

（1）研究主题的视角范围较窄，缺乏对问题的宽视角分析。一般来说，对健康信息获取行为问题开展的研究，应该是以个人作为重点的研究单位。但是从本质上来看，公众的健康信息获取行为也具有极强的社会属性。因为这种行为不仅与个人的素养有关，还受到社会文化、信息环境、伙伴行为等诸多因素的影响。此外，较高的信息素养水平与应用健康信息做出合理健康决策的能力之间，必然存在显著的关联性，但更重要的是要看到两者的相对独立性。是否信息素养越高的人，其获取健康信息的能力就越强？是否获取健康信息能力越强的人，其获取的健康信息质量就越高？是否获取的健康信息质量越高，其应用健康信息做出合理健康决策的可能性就越大？回答这些问题，需要我们从更加宽阔的视角来审视和研究公众的健康信息素养问题。

（2）研究对象亟待扩展。回顾健康信息素养的相关研究，不难发现目前的研究对象多是各类慢性病患者、学生、老人或者职业人群，从传统意义上来说，这类人群是需要重点关注的存在健康问题的人群。但是这类人群是否就是信息素养的弱势人群？答案显然不可能是完全肯定的。但可以肯定的是社会信息化发展进程对公众信息技术水平的影响是显而易见的。因此，有学者提出了“数字移民”的概念。数字移民指的不是出生在数字技术普及时代，也不是从小就接触数字技术工具的人。数字移民在成年的特定阶段被要求学习信息技术，以便掌握互联网并融入现代信息社会。中国的社会信息化始于20世纪80年代中期。在过去的30多年里，信息技术的飞速发展使得中国的数字原住民和数字移民之间有了较为清晰的年龄界限。同时，社会、经济、教育等历史原因，数字移民在中国仍然存在着与数字文化隔绝的现象。总的来说，面对信息技术的发展，老一辈人更倾向于逃避而不是融入数字时代。有学者将这一群体定义为数字难民，并根据中国社会发展的实际情况，规定了“数字移民”（20世纪60—70年代出生的）

和“数字难民”（20世纪50年代及以上出生的）的年龄段①。中国的上一代数字移民出生在20世纪70年代初，现在已经步入中年。随着健康问题的发生和对健康信息的需要，信息素养成为影响身体健康的重要因素②。他们应该成为健康信息素养研究的重点人群。

（3）研究方案陈旧，问题解释不够全面。目前针对健康信息素养问题的研究多数仅限于横断面调查。这种研究方案的一般思路是采用问卷开展针对素养或行为的测量，并基于统计学方法，分析社会人口学因素对公众健康信息素养的影响作用。在健康信息素养问题的研究初期（约2010年至2015年），相关研究很好地解释了公众健康信息素养的影响因素，具有一定的科研价值。但这类研究方案也存在显而易见的缺陷，其中一个比较重要的问题是大量采用的自评问卷，导致研究结论的主观性正在被越来越多的学者所诟病。未来的发展方向是开展客观的健康信息行为能力测试，借鉴实验研究方法，客观评价公众获取健康信息的能力。

（4）研究选题泛化，缺少深入的精细化研究。既然公众的健康信息行为既具有个人属性也具有社会属性，那么针对这一问题的研究就不能过于泛化，而应该针对问题开展精细化研究。从这一角度思考针对公众健康信息获取障碍问题的研究，既需要对问题的定量分析，也需要对现象的定性描述。除了需要调查受访者对于健康信息的认知，是否还应该调查他们获取健康信息的实际能力？而健康信息质量是否也是影响公众获取有价值健康信息的重要障碍？如果是，那么针对信息质量的研究是否也应该被纳入？只有从这些方面把健康信息获取障碍这个较为“粗放”的问题掰成若干个细节问题，针对每个细节问题开展精细化研究，才能够让研究成果更有价值，让研究结论更好地指导健康教育实践。

（5）新媒体应用的普及对于公众健康信息获取行为的影响缺乏深入研究。新媒体时代背景下，健康信息的传播存在网络化、多媒体化、碎片化

① Yuan, H, & Tang, N. Research on digital immigrants' health information search motivation and perceptual disturbance [J]. Information and Documentation Services, 2015, 16: 67-72.

② Zhang, S, & Du, J. Health information literacy should become the critical point of health promotion for Chinese public [J]. Journal of Medical Informatics, 2010, 31: 45-49.

等显著特点。公众获取健康信息的能力与其信息技术水平、网络操作技能存在更强的相关性。同时，健康信息本身的质量和公众对于健康信息质量的评价能力也对健康信息获取行为产生显著影响。但是这些影响因素的作用，尤其是因素之间的关联性，仍然缺乏深入的研究。

综上所述，国内外相关研究已经形成共识：中年居民作为中国社会的最后一代数字移民，他们在新媒体环境下的健康信息获取能力是影响其健康状况的重要因素。相对于城镇居民，在我国广大的农村地区，由于中年居民受教育程度偏低，有些居民甚至存在认读障碍。在遇到健康相关问题时，没有意识，也没有能力获取健康信息，这必然不利于他们做出正确的健康决策，甚至贻误病情。同时，农村地区互联网建设相对落后，信息传播途径受限所造成的健康信息传播壁垒，也成为造成城乡居民卫生服务利用差异的重要因素。此外，随着中国社会信息化进程的加速，新媒体已经成为全社会信息传播的重要途径，而伴随着新媒体的迅速普及，传统纸质媒介在健康教育与健康促进中的作用日渐式微。这一趋势对于低信息素养水平的农村社区居民有效获取和利用健康信息是否一定具有积极作用，值得商榷。因此，针对新媒体环境下农村中年居民的在线健康信息获取问题开展研究，具有重要的理论价值和现实意义。

第二章　研究设计与实施方案

2.1 研究假设

公众在线健康信息获取障碍问题是一个复杂的社会学问题。虽然早在2012年卫生部在全国城乡居民健康素养检测工作中首次加入针对健康信息素养的调查①，但是目前针对农村社区居民健康信息素养现状，尤其是他们在获取健康相关信息时会面对哪些障碍，仍然缺乏深入了解。

基于本课题组前期开展的横断面调查和初步研究结论，我们做出如下假设：公众健康信息获取障碍一方面涉及个人的主观因素，例如：健康素养、信息技能、受教育水平、行为习惯等；另一方面涉及社会学领域更广泛的各类因素，例如：社区信息化发展程度、在线健康信息质量水平，甚至是宗教文化。从唯物辩证法的角度来看，第一个方面是公众获取健康信息障碍的内因，第二个方面是公众获取健康信息障碍的外因。结合农村中年居民的实际情况，我们认为从这两个方面开展研究，能够更好地分析和理解他们在新媒体环境下所面临的健康信息获取障碍问题。

本课题的研究目标是调研新媒体环境下农村中年居民的健康信息获取障碍。通过开展健康信息获取行为仿真实验，构建健康信息获取行为影响因素的路径分析模型，并针对目前我国在线健康信息质量开展评价研究。基于上述目标，本课题的研究内容围绕以下两个方面展开。

① 中国网.中国居民健康素养水平调查首增健康信息素养评估[EB/OL].(2013-11-11)[2020-06-14]http:// news.china.com.cn/ 2013-11/11/ content_30560130.htm.

2.2 研究内容

1. 农村中年居民健康信息获取障碍的内在因素研究

在健康信息获取障碍的内在因素研究中，我们将农村中年居民健康信息获取障碍的影响因素分解为两个维度：健康信息素养水平、在线健康信息获取能力。此外，为了进一步了解素养水平和获取能力之间的关系，围绕前两个维度我们还设计了一个基于深度访谈和能力测试的个案研究方案。具体研究内容如下：

（1）我国农村中年居民健康信息素养调查。依据中国互联网络信息中心（CNNIC）发布的《国家信息化发展评价报告（2016）》①公布的各省信息化发展水平情况，结合分层抽样和阶段抽样方法，确定农村社区样本。应用中南大学罗爱静教授团队编制的居民健康信息素养评价问卷，对农村中年人的健康信息素养水平开展横断面调查。依据横断面调研获得的居民健康信息素养水平（包括健康信息认知、获取、评价、利用），建立农村中年居民健康信息素养不同维度间的观察变量路径分析（PA-OV）模型，阐明农村中年居民健康信息素养各维度间的作用路径。

（2）农村中年居民在线健康信息获取障碍个案研究。在上述研究内容的基础上，以安徽省小蚌埠镇农村社区慢性病患者作为调研对象，设计个案研究方案，开展健康信息获取障碍的深度调研和行为能力测试，分析和了解他们对于在线健康信息的认知、态度和获取健康信息存在哪些困难，并基于行为能力测试结果对比分析他们的健康信息认知与健康信息行为能力之间的关系。

2. 农村中年居民健康信息获取障碍的外在因素研究

健康信息获取障碍的外在因素涵盖面较广，限于时间和精力，我们重点针对调研中居民反映最强烈的影响他们获取和利用在线健康信息的因素：网络健康信息质量，开展评价研究。包括两个部分：

①中国互联网络信息中心.《国家信息化发展评价报告(2016)》[EB/OL].(2016-11-18)[2017-02-20]http://www.cnnic.net.cn/hlwfzyj/hlwxzbg/hlwtjbg/ 201611/t20161118_56109.htm.

（1）面向移动用户的在线健康信息质量评价——以健康类微信公众号为例。健康类微信公众号是我国居民广泛使用的移动信息传播和获取途径。目前没有专门针对移动平台的健康信息质量评价工具，也没有关于微信公众号健康信息质量水平的标准界定。在本研究中，对微信公众号信息质量的评价，我们从两个方面考查微信公众号健康信息质量：第一，评价健康类微信公众号对于国际公认的在线健康信息质量道德准则HONcode的依从度；第二，采用材料适用性评价量表（Suitability Assessment Metarial，SAM）对健康类微信公众号所发布文章的适用性开展评价。

（2）面向桌面用户的在线健康信息质量评价——以乳腺癌在线健康信息为例。桌面用户的在线健康信息来源主要是基于浏览器的各大健康网站。针对这类在线健康信息质量的评价工具较多。在这部分研究中，我们以乳腺癌在线健康信息质量为研究切入点，从健康网站质量和文章质量两个方面开展评估工作。健康网站质量评估采用英国卫生保健领域著名咨询公司Minervation开发的LIDA量表完成。而文章质量的评估则分别采用在线疾病治疗信息质量评估量表（DISCERN）、健康教育文本材料适用性量表（SAM）和Michigan大学开发的Michigan Checklist量表对文章的价值、适用性和准确性进行评价。

2.3 研究方法与技术路线

2.3.1 研究方法

本研究的选题是典型的交叉学科问题。在研究过程中，我们根据需要，采用了定性研究与定量研究、实验研究与调查研究相结合的混合研究方法完成课题研究目标。具体的研究方法包括以下几个方面：

（1）文献分析法：主要应用于课题前期的研究准备阶段。包括对于健康信息素养研究现状的文献调查，在线健康信息质量评价工具的文献调查和个案研究中调查问卷条目编制过程中的文献调查等。

（2）问卷调查法：主要应用于课题的社会调查阶段。包括对居民健康信息认知、获取、评价、利用四个方面的横断面调查，农村中年居民在线健康信息获取能力自评，农村中年居民健康信息获取障碍的个案分析等。

（3）访谈法：主要应用于对农村中年居民健康信息获取障碍的个案分析。我们设计了针对在线健康信息检索过程/策略和在线健康信息质量评价两个维度，共计10个问题。采用访谈法与受访者开展交流并获取他们对于在线健康信息获取障碍的真实认知。

（4）统计分析法：主要应用于对横断面调查的数据分析阶段。包括社会人口学因素与健康信息素养水平的单因素、多因素分析，农村中年居民健康信息获取障碍影响的作用路径分析，在线健康信息质量评价中的部分统计分析。

2.3.2 技术路线

本课题研究的整体技术路线见图2-1。

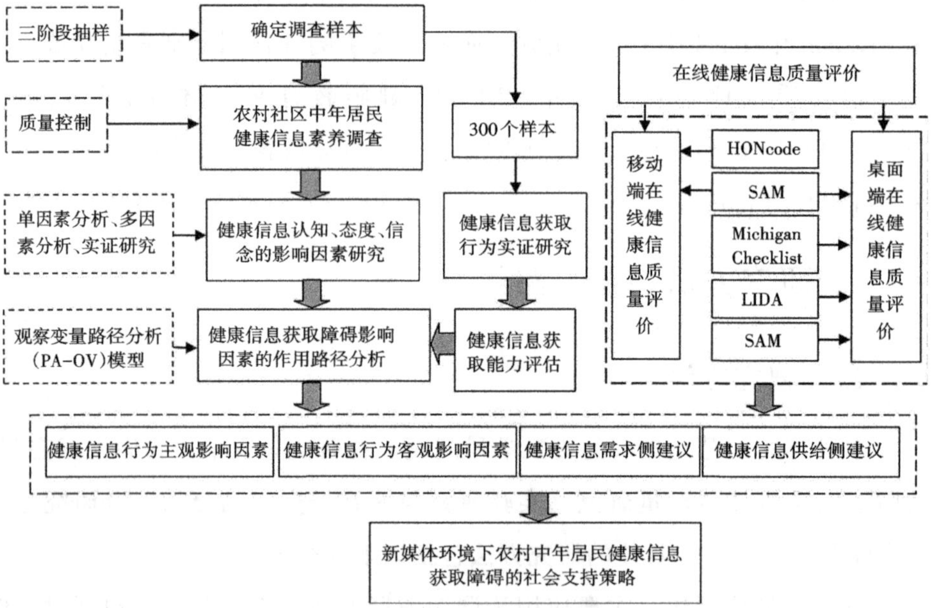

图2-1　课题研究技术路线

2.4 主要创新点

本课题核心任务是研究新媒体环境下，农村中年居民获取在线健康相关信息时所面临的困难与障碍。课题选题是在研究团队前期开展的研究工作基础上，“由面及点”的继续深入。选题契合我国社会信息化快速发展进程，是对未来农村居民健康素养教育与促进问题的前瞻性研究。课题研究的创新之处主要体现在以下四个方面：

（1）从研究对象的角度来看，本课题研究对象是农村中年居民。他们辛勤劳碌，看似与具有健康问题的重点人群相距甚远。但是他们往往是家庭的顶梁柱，他们的健康信息素养水平无论是对于家中老人，还是膝下儿女，抑或是其自己，都具有重要的影响。因此，关注农村中年居民的健康信息行为具有重要的理论价值和现实意义。

（2）从研究内容的角度来看，本课题研究的是农村中年居民获取在线健康信息时面临的障碍。这与早期健康信息素养的评价研究是不同的。在本研究中，我们更关注研究对象获取在线健康信息的行为能力而非仅仅停留在素养层面。同时，将研究对象获取在线健康信息的障碍分为自身因素（行为能力）和环境因素（在线信息质量）两个方面来开展研究，也拓宽了研究视野。

（3）从研究方法的角度来看，本课题研究大量采用了定性研究与定量研究、调查研究与实证研究混合实施的研究方案。定性研究用于探讨研究对象对于在线健康信息获取障碍的主观认知和自我剖析；定量研究用于分析人口学因素和行为习惯与研究对象的健康信息素养之间的作用关系。调查研究用于收集人群和在线健康信息的原始数据，实证研究则用于客观评价研究对象的信息行为能力。多种研究方法的融合使用，也有利于挖掘本课题的研究深度。

（4）从研究结论的角度来看，本课题从多个角度揭示了新媒体环境下农村中年居民获取在线健康信息的障碍因素。这些障碍因素除了基本的个人素养因素外，还包括信息行为能力，人际关系和在线健康信息质量等因素。而要提高农村中年居民获取在线健康信息的能力，除了要加强健康信息素养教育以外，提高他们的信息行为能力、改善在线健康信息质量等方面的工作都是值得重点关注的。

第三章　相关概念与理论基础

3.1 健康信息素养的概念

随着电子技术和全球信息化进程的加快，无论是硬件设备还是软件环境，技术的进步对医疗卫生事业的发展产生了巨大的推动作用。然而，信息技术的发展在改善医疗条件、促进医疗技术革新的同时，也对健康相关信息的传播产生深远影响。个人在面对海量健康相关信息时表现出来的信息素养水平成为影响其健康状况的重要因素之一。

3.1.1 健康素养与信息素养

1. 健康素养

健康信息素养的概念起源于对健康素养和信息素养两个概念的深入研究。1974年，Simonds在其论文“Health Education as Social Policy”中讨论了健康教育作为一个政策问题影响卫生系统、教育系统和大众传媒系统，并首次提出了“健康素养”一词①。关于健康素养的定义，不同机构给出了不同的版本。1998年，世界卫生组织（WHO）对健康素养的概念进行了如下定义：“健康素养代表着认知和社会技能。这些技能决定了个体具有动机和能力去获得、理解和利用信息，并通过这些途径能够促进和维持健康。”1999年，美国医学会（AMA）定义健康素养为：“在医疗环境下执行基本的阅读和计数等互相影响的一系列能力。”2000年，美国国家医学图书馆

① Simond S.K. Health education as social policy [J]. Health Educ Monogr, 1974, 2 : 1-25.

（NLM）则定义健康素养为："个体获得、理解和处理基本的健康信息或服务并做出正确的健康相关决策的能力。"

对健康素养内涵的讨论，不同学者也存在不同的观点。Zarcadoolas 认为，健康素养内涵由基本素养、科学素养、公民素养和文化素养四个维度组成①。而张美娟等学者则将健康素养的基本属性归为"能够使个体在医疗保健系统中成功运行，促进个体获取、理解、交流、评价健康信息以做出适当健康决策，使个体有积极的健康行为，使个体达到良好健康状态"②。

而对于健康素养的评测研究，外国常用评测工具包括美国全国成人素养评估问卷的健康素养分量表（NAAL-HL）、健康活动素养量表（HALS）、成人功能性健康素养测试量表（TOFH-LA）和成人医学素养快速评估量表（REALM）等。在国内，中国疾病预防控制中心健康教育所的肖瓅博士设计了一套适合中国公众的健康素养评价体系，卫计委也设计了专门的健康素养调查表，并连续多年开展全国性的健康素养普查工作。

2. 信息素养

同样是在 1974 年，美国信息产业协会主席 Pau.IZurkowski 首次提出了"信息素养"的概念，并解释为："利用大量的信息工具及主要信息源，从而使问题得到解答的技能。"信息素养概念一经提出便得到广泛传播和使用，各国学者和研究机构对信息素养的界定、内涵和评价标准也提出了一系列见解。1987 年，美国学者 Patrieia Breivik 将信息素养定义为"了解提供信息的系统并能鉴别信息价值、选择获取信息的最佳渠道、掌握获取和存储信息的基本技能"。1989 年，美国图书馆协会（ALA）在其年度报告中对信息素养的概念概括为："要成为一个有信息素养的人，就必须能够确定合适需要信息并能够有效地查询、评价和使用所需要的信息。"③1992 年，Doyle 在信息素养全美论坛的报告中，将信息素养定义为："一个具有信息

① Zarcadoolsas C, Pleasant A, David S G. Advancing health literacy: a framework for understanding and action [M]. San Francisco: Jossey-Bass, 2007:1.

② 张美娟，陈月枝，章淑娟. 健康素养的概念分析[J]. 护理杂志，2009，56（5）：93—97.

③ Burnbein, R. Information literacy——a core competency [J]. Australian Academic and Research Libraries, 1992, 23 (4): 188-196.

素养的人，应该能够认识到准确和完整的信息是做出合理决策的基础。确定对信息的需求，形成基于信息需求的问题，确定潜在的信息源，制定成功的检索方案，从包括基于计算机和其他信息源获取信息、评价信息、组织信息到实际的应用，将新信息与原有知识体系进行融合以及在批判性思考和问题解决的过程中使用信息。”

对于信息素养的内涵，不同国家和组织制定了不同的标准。国外，2000年美国大学与研究图书馆协会（ACRL）制定了《高等教育信息素养评价标准》，该标准包含5大类、22条、86项具体的评价指标；2001年澳大利亚与新西兰高校信息素养联合工作组（ANZIIL）也发布了《澳大利亚与新西兰信息素养框架：原则、标准及实践》，并于2004年对其进行修订，该框架包含4大中心原则，并提出了支持个体获取、识别和应用信息的6条核心信息素养标准。英国高校与国家图书馆协会（SCONUL）和国际图联组织（IFLA）也分别制定了自己的信息素养评价标准。国内，北京地区高校信息素质能力示范性框架研究课题组提出，高校信息素质能力指标体系划分为两个层次：通用层次的信息素质能力指标体系和学科层次的信息素质能力指标体系，包含7个一级指标、19个二级指标和61个三级指标。陈文勇等学者提出的“高等院校学生信息素养能力标准”包括9个一级指标和40个二级指标，涵盖了信息需求、查找、评价、信息查找和利用的公共政策及信息伦理等方面。还有一些学者提出的《大学生信息素质评价标准》则包括信息意识、信息检索、信息组织、信息利用及信息道德等方面内容。

3.1.2 健康信息素养

2003年，美国医学图书馆学会（Medical Library Association，MLA）融合了信息素养和健康素养的概念，首次提出了健康信息素养（Health Information Literacy，HIL）的概念[①]：“健康信息素养是指认识到健康信息需求；鉴别可能的健康信息来源并使用它们检索相关信息；评估健康信息的质量

① Medical Library Association. Health information literacy: definitions [EB/OL]. [2014-5-21]. http://www.mlanet.org/resources/healthlit.

及其在特定环境下的可用性；分析、理解和使用信息做出好的健康决策的一系列能力。”健康信息素养概念提出至今的十几年间，大量的研究使人们意识到个人健康信息素养的高低对改善其健康状况、降低医疗费用具有重要影响，由此引起了各国研究者和政府对健康信息素养的关注。

3.1.3 健康信息素养的内涵

1. 健康信息素养的内涵框架

目前国内外关于健康信息素养内涵的研究尚未见报道。但一些相关的研究为明晰健康信息素养的内涵提供了可供参考的依据。Nutbeam构建的健康素养模型认为健康素养应该分为3个层次，即功能性健康素养（Functional health literacy）、互动性健康素养（Interactive health literacy）和批判性健康素养（Critical health literacy）①。美国国家健康教育标准也指出，“知识”和“技能”都是健康素养基本的内涵。在定义“有健康素养的人”应具备的能力中明确提出：“选择性地接受健康信息和健康促进相关产品和服务”是衡量人们健康素养的重要指标。Zarcadoolas等学者则认为，寻找、理解、评估、使用健康信息，进行健康决策、降低健康风险、提高生活质量是伴随公众一生的健康素养技能。而对信息素养内涵的讨论较多，普遍认为信息素养内涵应该包括信息意识、信息需求、信息获取、信息评价、信息利用和信息创新等方面，是个体对信息及其价值的感知、识别、获取、利用和创造性加工能力的综合体现。

鉴于健康信息具有其特殊性，健康信息素养内涵不能认为是信息素养在卫生领域的简单叠加，而应该综合考虑两个问题：①健康信息素养内涵必须尽可能涵盖健康信息素养概念的要求。②健康信息素养的内涵应该切合普通社会公众对健康知识的认知、理解和接受能力。

依据美国医学图书馆学会（MLA）提出的健康信息素养概念，结合健康信息和信息素养两个层面来重新认识和定义健康信息素养的内涵，认为

① Nutbeam D. Health literacy as a public health goal: a challenge for contemporary health education and communication strategies into the 21st century [J]. Health Promotion International, 2000, 15(3): 259—267.

健康信息素养内涵应该包括以下几个方面。①健康信息认知。由于健康信息具有需求必然性，一旦用户认识到健康信息需求，必然会形成其查找相关信息的意识，所以健康信息意识和健康信息需求是统一的，健康信息需求应该成为健康信息素养内涵的最基本需求。②健康信息获取。健康相关信息的获取能力是公众做出健康决策的重要基础，只有首先获取了健康相关信息，才能进行下一步的信息评价、信息应用乃至健康决策。③健康信息评价。大量健康相关信息的泛滥，对公众评价健康信息质量的能力提出一定要求。健康信息是否真实，信息来源是否可靠，直接关系到健康信息的质量。④健康信息应用。考虑到不同人群对健康信息的差异化需求（例如：对于高血压人群，可能对饮食方面健康信息获取意识要强一些；而父母对于儿童，可能更希望了解疫苗的种类和注射时间），对于掌握的健康信息，能否做出合理、科学的健康决策，就要求公众具备一定的健康信息应用能力。⑤健康信息道德。由于健康信息的科学性，要求公众在健康信息传播过程中必须保证信息的准确性，并维护自己及他人的健康隐私。参照信息素养评价指标的构成，我们认为健康信息道德作为重要的内容，也应该在健康信息素养内涵中得以体现。

而由于健康信息的科学性和专业性，对于信息素养中所要求的创造性加工能力，例如：信息重构、信息加工、信息创新等方面的能力则不适合作为对普通公众健康信息素养的内涵要求。

因此，本研究认为健康信息素养内涵应该包含健康信息认知、健康信息获取、健康信息评价、健康信息应用和健康信息道德五个维度，见图3–1。

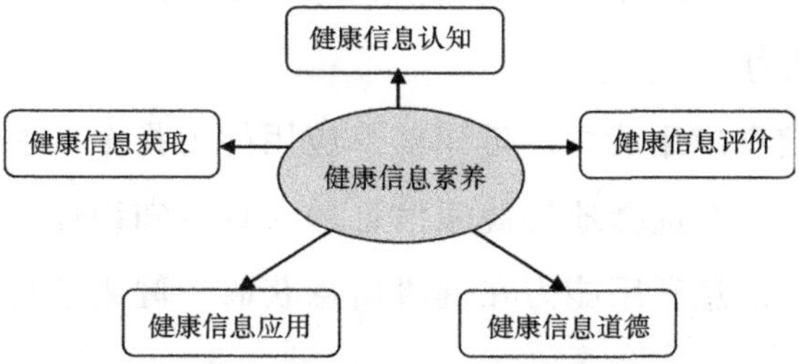

图3–1　健康信息素养的内涵框架

2. 健康信息素养的内涵要求

（1）健康信息认知意识。指个体能够认识到信息对健康的影响，确认自己对某一方面或几方面健康信息的需求，并有能力识别、明确所需健康信息的种类和程度，是构成居民健康信息素养的基础。基于科恩（Kochen）的信息需求层次理论模型，健康信息需求意识应该包括三个层次：认识状态、表达状态和客观状态。认识状态表现为个体对健康信息的主观认识和意识；表达状态表现为个体认识到需要健康信息，能够准确、完整地表达出对健康信息的需求意愿；客观状态表现为个体对健康信息的客观需求[①]。

（2）健康信息获取能力。指个体具备制定获取健康信息策略的能力，能够有效地获取所需要的健康信息。要应用健康信息，首先必须能够找到自己需要的健康信息，因此，健康信息获取能力是非常重要的，应该成为健康信息素养的核心能力。可能的健康信息获取途径包括传统的报纸、电视、广播和医院专家问询等；随着社会信息化发展，各类新兴媒体正在成为年轻一代公民获取健康信息的新途径，包括互联网、各类移动终端等。这种健康信息获取途径的变化呈现出点对点传播、双向互动和即时性等特点，为用户提供了便捷的健康信息获取途径。

（3）健康信息评价能力。健康信息评价能力包含“理解”和“评价”两个层面，指个体能够正确地理解健康信息的内容，评价健康信息来源及健康信息质量。理解是评价的基础，只有正确理解健康信息，才谈得上“评价信息”。而评价能力则是利用健康信息为自己服务的重要一环，能够辨别健康信息的真伪、质量和价值，才能遴选出最符合自身需要的健康信息。可以通过对信息的充分阅读和信息源权威性的评估来增强对健康信息的理解和评价能力。

（4）健康信息应用能力。健康信息应用能力指个体能够有效地组织和应用健康信息，并有选择地将健康信息融入自身知识体系，满足自身医疗保健需求。健康信息利用能力在健康信息获取和健康信息评价能力基础之

① 王辅之，罗爱静，谢文照．我国居民健康信息素养内涵及其培养策略[J]，中华医学图书情报杂志，2013，8(22)：13—17.

上，是居民健康信息素养水平的最终表现，具有良好健康信息素养的人能够充分利用有价值的健康信息，综合已有的经验和知识改善自身健康状况。但也应该看到健康信息利用能力会受到性格、文化水平、社交能力、经济基础等诸多个人因素的影响，在评估健康信息利用能力时应该综合考虑这些因素对个体健康信息利用能力的作用。

（5）健康信息道德要求。健康信息道德是信息道德在健康素养中的衍生要求。体现在两个方面：维护健康信息的真实性、科学性和维护健康信息的隐私。健康相关问题除了普遍的共性特征外，还可能与个体差异有关。因此，在不清楚健康信息真实和可靠性的前提下，不要传播相关的健康信息，或依据自己的经验和理解来对健康相关问题发表看法。而维护健康信息隐私更多是从伦理层面考虑，要求公众应该注意保护自己的健康隐私，并尊重他人的健康隐私。

健康信息素养的五个内涵要求是相互依存的。健康信息需求描述了个体对于健康信息价值和需求的认知，在这种认知的驱动下，从事获取健康信息的活动；在健康信息获取过程中，健康信息评价能力直接影响获取健康信息的质量以及后期对健康信息的应用能力；健康信息应用则是建立在健康信息需求、获取、评价基础之上的更高层次能力，是应用健康信息改善自身健康状况，体现个体健康信息素养水平的落脚点；健康信息道德要求个体不仅要具备健康信息的获取、评价、应用技能外，还应该具备道德伦理层次的要求，也是健康相关信息素养不同于其他信息素养之处。同时，健康信息素养的五个内涵要求又是相互独立的，每个内涵要求都考查了个体在面对健康信息时做出相关选择和决策时的能力和要求，这种能力和要求相互独立，不可替代。

3.1.4 健康信息素养水平与健康促进

尽管健康信息素养水平与健康促进之间的因果关系目前尚缺乏直接报道，但大量研究表明，面对健康信息时，个体所表现出的信息素养水平对其健康状况存在显著影响。Berkman 等学者通过大量的文献调查发现，较低的健康信息理解能力与高住院率、高急症率、不合理用药和较高的卫生服务利用状况之间存在高度相关①。Williams等学者对516位慢性病患者掌握疾病相关健康知识的研究发现，低信息素养水平患者对于低血糖症状的了解比例仅为高信息素养水平患者的一半，并且他们对于“控制体重可以降低血压”这一常识了解的比例也非常低②。Davis等学者通过对路易斯安那州两个门诊抽样得到的低收入妇女对乳房造影术相关知识的调查，发现乳腺癌知识缺乏使得低收入妇女不能积极接受乳房造影术的筛查服务。还有一些研究发现，有超过一半的患者和医生不知道一些健康问题是因为患者不能理解并按照医嘱治疗疾病而造成的③。

同时，健康信息素养不仅是一个健康问题，也是一个经济问题。美国一项研究表明，阅读能力在2以下的人群，每年支付的医疗卫生服务费用为12974美元，远远高于当年全国平均水平2969美元。Paek等学者的研究也证明，低健康信息素养不仅会给患者带来较高的医疗花费，同时还导致他们不能合理地利用医疗服务资源④。中国学者马佳等人的研究也发现，较低的信息技能和对健康信息的获取、评价、应用能力，不仅影响老年人慢性病的治疗康复，严重降低老年慢性病患者的生命质量，同时也增加其医疗费用的支出⑤。

这些研究都提示，对健康相关的信息和知识缺乏了解，使得公众不能方便地获得健康信息，不能有效地利用健康相关信息做出正确的健康决策。健康信息素养作为一个较新的概念，尽管目前其与健康促进之间的路径关

① Berkman N D, Sheridan S L. Donahue K E, et al. Low health literacy and health outcomes: an update systematic review [J]. Annals of Internal Medicine, 2011, 155(2): 97-107.

② Williams M V, Baker D W, Parker R M, et al. Relationship of functional health literacy to patients' knowledge of their chronic disease: a study of patients with hypertension or diabetes [J]. Archives of Internal Medicine, 1998, 158(2): 166-172.

③ Roper A S W. Health literacy and the prescription drug experience: the front-line perspective from patients, Physicians and Pharmacists. New York, NY: May 2002.

④ Paek H J, Reber B H, Lariscy R W. Roles of interpersonal and media socialization agents in adolescent self-reported health literacy: a health socialization perspective [J]. Health Education Research, 2011, 26(1): 131-149.

⑤ 马佳，张忆雄，蔡吉梅，等，信息素养教育对不同养老模式老年人生活质量的影响[J]. 中国老年学杂志，2013，33 (9)：4225—4226.

系尚不明确，但两者之间的高度相关性毋庸置疑。公众健康信息素养水平的提高应该成为今后我国健康促进工作的重要内容。

3.2 健康信息理论与模型

健康信息素养研究属于跨学科研究，其本质涉及健康相关信息的评价、认知、查找、利用等诸多方面。因此，有必要从信息行为理论和健康行为理论两个方面讨论健康信息素养的理论基础。

3.2.1 信息行为理论与模型

健康信息用户是健康信息行为的主体，同时也是健康信息服务的对象，因此信息行为理论是开展健康信息素养研究的首要内容。

信息行为理论起源于图书情报学中的信息行为研究。国内学者对信息素养的定义主要是从情报的概念上进行的，因为在国内，早期将信息行为定义“情报行为”。在传统图书情报学中，信息行为研究的热点问题是用户的信息需求、信息查询和信息利用行为。孙玉伟等学者基于Citespace软件，对信息行为学科领域的相关文献和研究动向进行了细致的分析，提出个人的信息行为能力对于其有效利用信息做出合理决策具有积极的影响。国外的一些学者也对信息行为理论开展了较为深入的研究。Spink等学者认为“信息行为研究在多个学科均受到了不同程度的关注，而情报学的相关理论、技术和方法是作为核心的技术手段，可以在很大程度上解释人们信息行为的过程”。关于研究方法，胡昌平等学者提出将用户信息行为作为研究用户信息服务的基础理论，深入讨论了信息用户的信息交流与利用、用户心理等内容。由此可见，信息行为的研究热点问题主要集中于信息行为理论与模型、信息研究方法、信息查询、信息利用等方面的研究。而用户信息行为研究、信息行为产生的内在心理机制和健康信息行为等方面的研究也正在得到人们的重视。这些信息行为理论与模型深刻反映了信息行为发展与实践的过程，也为本课题构建健康信息素养评价模型提供了重要的理论参考。其中比较著名的信息行为理论包括威尔逊模型、斯宾客模型以及国内学者构建的信息素养评价模型[①]等。

（1）Wilson理论与模型

英国著名学者Wilson（威尔逊）是信息服务和信息用户研究方面的代表性人物，也是最早开始研究信息行为研究的学者之一。1981年威尔逊首次提出了关于信息用户从信息需求到信息利用的一个总体的框架[②]，提出了“信息行为具有跨学科的属性”。见图3-2。

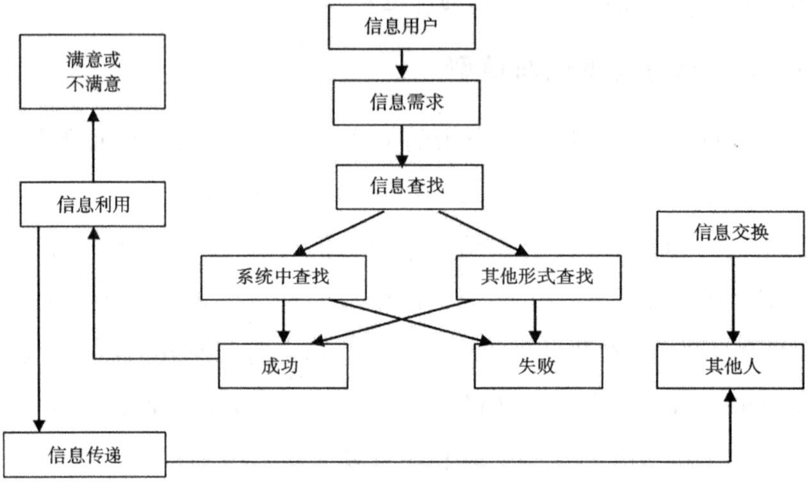

图3-2　Wilson信息行为模型(1981)

威尔逊在研究中非常注重理论与实践的结合，并于1996年提出了一个整体的信息行为模型[③]，如图3-3。

该模型弥补了1981年模型的不足，在用户信息需求到信息查找的过程中，由情境激发信息需求，而这种信息需求又可能受到心理因素、统计因素、人际因素、环境因素等变量的干扰，经由激发机制做出信息查找行为。威尔逊认为该行为涉及被动观察、被动搜索、主动搜索和持续搜索四个方面的内容，最终对获取的信息进行处理和利用，并最终解决特定情境中人的信息需求。整个信息行为模型是一个闭环的过程，中间会涉及诸多因素

① 杨露.国外信息行为模型研究[J].情报探索，2012(2)：33—35.

② Wilson T D. On user studies and information needs [J].Journal of Documentation, 1981, 37: 3-15.

③ Wilson T D. Information behavior : an interdisciplinary perspective [J]. Information Processing and Management, 1996, 33: 551-572.

的干扰。但威尔逊提出的这个模型并没有对信息处理和利用过程做详细阐述，而信息处理和利用过程是信息行为乃至信息素养重要的组成部分。因此，英国学者Spink对威尔逊的信息行为模型提出补充。

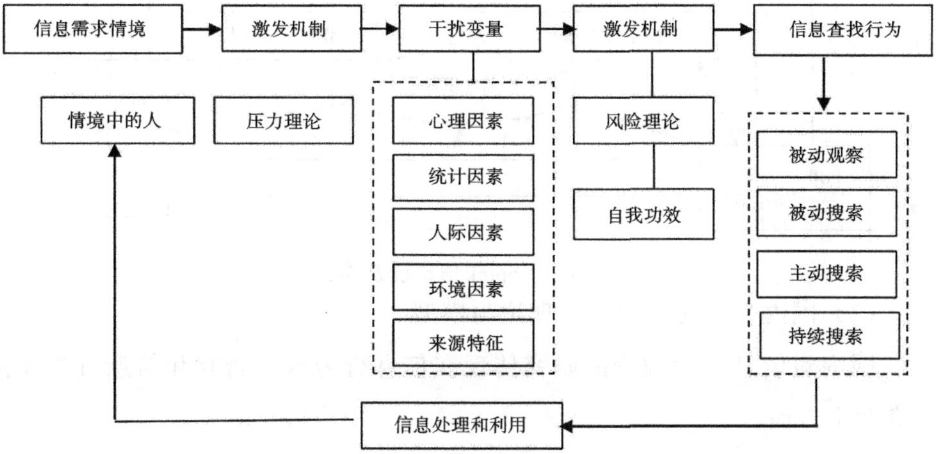

图3-3 Wilson信息行为模型(1996)

（2）Spink理论与模型

2006年，英国研究信息行为的著名学者Spink（斯宾客）将信息利用过程融入信息行为模型中，提出了一个信息搜索模型[①]，见图3-4。该模型分为内部和外部两部分，外部是人类信息行为渠道，内部是人类信息搜索平台，通过平台对信息进行搜索，信息搜索的结果就是对信息进行利用。

① Spink A. Human information behavior: integrating diverse approaches and information use [J]. Journal of the American Society for Information Science and Technology, 2006, 57(1): 25-35.

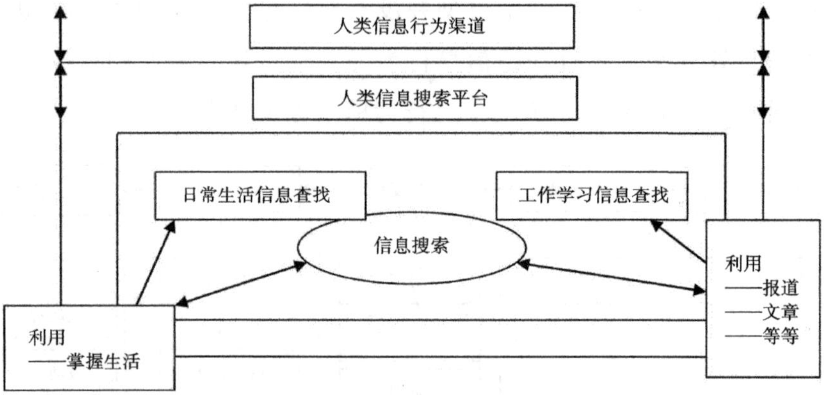

图3-4　Spink信息搜索模型

(3) 国内学者提出的信息理论与模型

国内对信息行为理论的研究体现在信息行为框架研究和信息行为评价研究两个方面。

河北大学杨露等学者以威尔逊模型为基础，对其进行深化和扩展延伸，提出了一个信息行为基础框架。他们认为在考虑用户信息需求时要加入心理和生理方面的因素；在信息需求到信息搜索的过程中，需要融入干扰因素和激励机制；在信息查找过程中，要综合运用各种搜索渠道；对信息利用的结果要有反馈。杨露等学者提出的信息行为基础框架见图3-5。

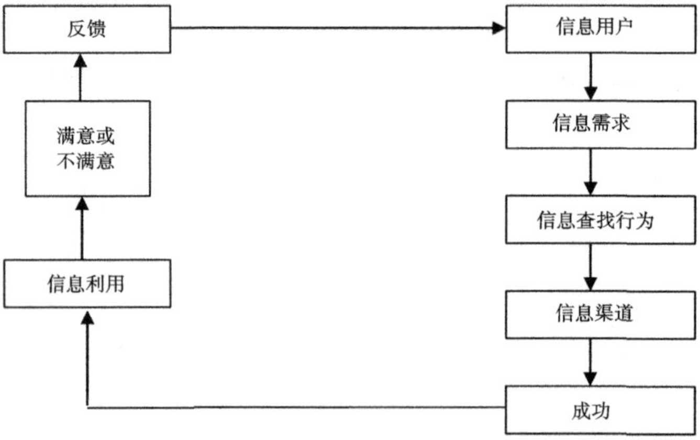

图3-5　信息行为基础框架

而在信息行为评价方面，张瑾等学者针对大学生信息素养要求构建了一套涵盖信息知识、信息能力和信息意识作为评价一级指标的大学生信息素养评价体系，并基于该体系建立多层模糊评价模型，对学生的信息素养进行评价。周冰等学者将信息意识、信息知识、信息道德、信息能力和信息评价作为信息素养的评价范围，探讨了中小学教师信息素养评价体系。邱璇等学者构建了高校学生信息素养评价体系，该指标体系涵盖了信息意识、信息获取能力、信息组织能力、信息评价能力、信息伦理和信息安全意识六个方面。以上研究，对本研究构建健康信息素养评价体系提供了有价值的理论参考。

通过综合分析以上有关信息行为的相关理论与模型可以发现，信息行为理论研究的重点包括信息的需求、信息的查找和信息的利用三个主要方面。而在信息行为评价体系方面，还应该考虑信息的认知、信息的评价和信息道德问题。这些信息行为研究中的重点内容为我们研究健康信息素养的内涵框架提供了重要的理论参考依据。

3.2.2 健康行为理论与模型

健康行为是指与健康和疾病相关的一切行为，可分为良好的健康行为和不良健康行为。几个比较有名的健康行为理论包括健康信念理论模式、社会生态理论模式和Green理论模式。

（1）健康信念理论模式

健康信念理论模式（Health Belief Model，HBM）是20世纪50年代美国公共卫生领域的社会心理学家创立的，这一理论提出之后便被用于病人的求医和医疗行为研究。这一模型不仅可以用来解释行为的发生和改变，还可以用于行为干预[①]。

健康信念理论模式的模型结构见图3–6。

① Zak-Place J, Stern M. Health belief factors and dispositional optimism as predictors of STD and HIV preventive behavior [J]. Journal of Amercian College Health, 2004, 52(5): 229–236.

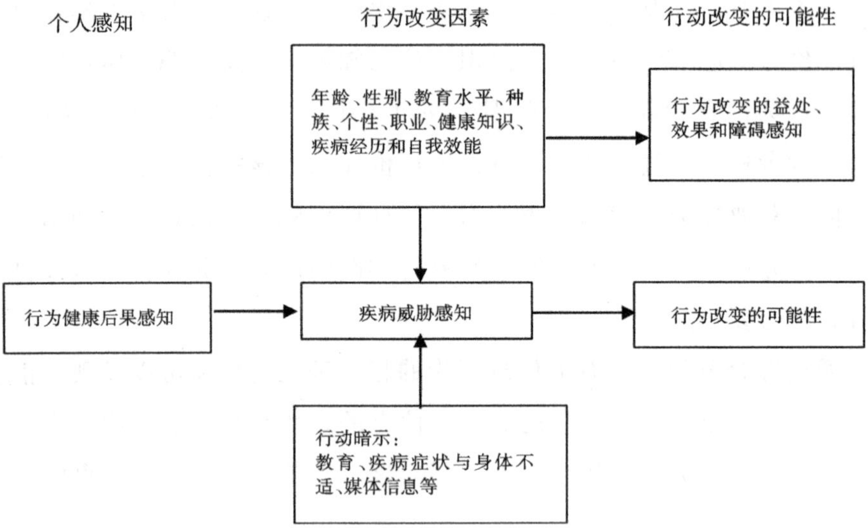

图3-6　健康信念理论模式结构

该模型包括三个方面：个人感知、行为改变因素和行动改变的可能性。该模型认为对健康后果的感知是造成疾病威胁感知的主要原因，在行为改变因素（包括基本社会人口学因素和主动行为改变因素）的作用下，健康相关行为发生改变，从而改变健康状态。其中，信念对行为改变具有一定的作用，但信念之外的其他条件制约也会影响行为的发生、维持以及改变。健康信念理论模型被广泛应用于健康教育与健康促进领域。一个典型的案例是对慢性肝病患者饮食习惯的干预问题。研究发现，高脂肪、高酒精摄入会导致肝脏发生病变，而蔬菜摄入对肝脏有显著的保护作用。虽然这种对不良饮食习惯的干预是困难的，但研究发现，有不良饮食习惯的人群中确实有人发生了行为改变。究其原因就是自我感知到肝区不适，由此产生疾病威胁的感知，从而做出健康行为的改变。

（2）社会生态理论模式

社会生态理论（Social Ecological Theory，SET）是研究人与社会环境中各种要素关系的一种理论。与健康行为相关的社会生态理论模式结构见图3-7。

该模型认为健康促进的重点任务应该包含对环境和行为的改变。SET认为，因为行为和环境之间的作用是相互的，环境影响人们的行为改变，相反，人们的行为改变也会影响环境的改变。因此，人类健康是建立在环境改变和行为改变双重基础之上的。社会生态理论应用于健康行为研究时比较注重环境因素的作用，这些环境因素不仅指自然环境因素，还包括家庭、社区、工作场所、传统观念以及社会网络等社会人文环境因素[①]。

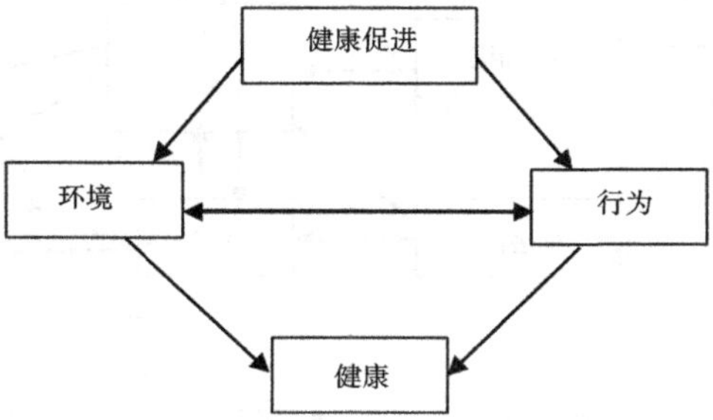

图3-7 社会生态理论模式结构

（3）Green理论模式

Green理论模型是由美国著名健康行为研究者格林提出，是健康行为群体干预理论中最著名、应用最普遍的健康行为模型，又被称为PRECEDE-PROCEDE理论模式[②]。见图3-8。

在该模型中，行为干预计划开始前要进行5个方面的诊断，包括社会学、流行病学、行为与环境、教育与组织和管理与政策诊断。随后实施健康行为干预计划，并对实施效果进行评价，评价主要包括过程评价、因素评价和效果评价。最终达到改善个体生活质量的目的。

通过分析健康行为的有关理论与模型，可以从健康信念理论与模型中认识到：健康行为改变涉及社会人口学变量，比如年龄、性别、职业和教育水平等，这些变量可能会影响人们对健康状况的感知，从而影响健康行为。健康行为理论模型的研究结果提示我们，在编制问卷和开展实证研究时要特别重视社会人口学因素对健康信息素养的影响作用。

① 杨廷忠.健康教育理论与方法[M].杭州：浙江大学出版社，2004：79—80.

② Green L W, Kreuter M W. Health promotion planning : an education and enviromental approach [M]. Mountain View, California: Mayfield, 1991：144.

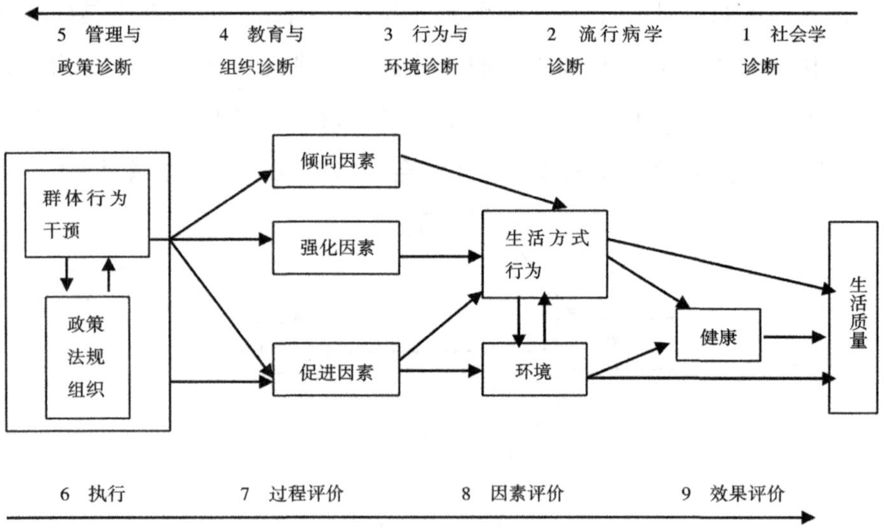

图3-8 PRECEDE-PROCEDE理论模式

3.2.3 健康信息行为相关理论与评价模型

健康素养研究和信息素养研究是健康信息素养研究的基础，在政府制定相关决策的过程中，健康信息素养评价模型是进行健康教育和健康促进的基础工作。只有通过构建一套科学合理的健康信息素养评价模型，相关部门才能更准确、真实地了解当前城市居民健康信息行为水平，发现其影响因素，进而有针对性地提出对策，从而更好地指导我国开展普及化的健康信息素养教育，满足城市居民健康信息的需求，进一步提升居民的健康素质。

到目前为止，国内外还未提出有关健康信息素养的评价模型。虽然国外关于健康素养或信息素养发布了一些评价标准，例如：美国学校图书馆协会（American Association of School Library，AASL）发布的《学生学习的信息素养标准》，美国大学与研究图书馆协会（ACRL）制定了《高等教育信息素养评价标准》等，但是这些标准大多从信息素养角度出发，并没有涉及对健康相关问题的考察。对于健康信息素养的研究也较多集中在单独的健康信息需求、健康信息查询、健康信息利用等方面，例如：Schardt、

Kristina、杨晓光、毕雪华等学者的相关研究，将健康信息素养概念作为一个整体开展研究尚未见相关报道。

3.2.4 数字健康技术的应用障碍模型

数字健康技术的应用越来越普遍，但与此同时，中老年人利用数字健康的障碍也逐渐凸显出来，G.A. Wildenbos等人通过回顾文献，总结出中老年人在应用数字健康技术时存在的四大障碍即MOLD-US框架，见图3-9。该框架提供了每个障碍类别、与年龄有关的能力减弱以及医疗条件对个人利用移动医疗可能产生的影响的可视化概述①。

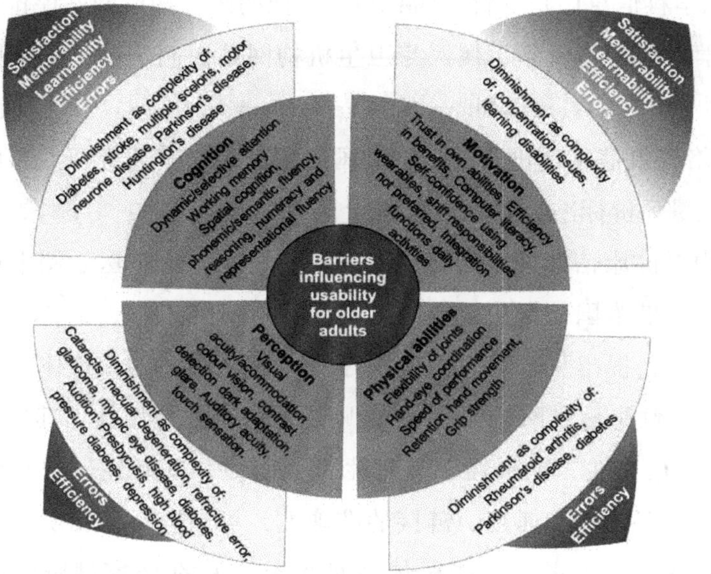

Fig. 1. MOLD-US framework, barriers of older adults influencing usability of mHealth.

图3-9 MOLD-US框架

3.3 在线健康信息质量评价工具

新媒体环境下，在线健康信息传播研究的首要问题是信息质量评价。关于网络健康信息评价涉及两个主要问题：一是健康信息网站质量评价方

① Wildenbos G A, Peute L, Jaspers M. Aging barriers influencing mobile health usability for older adults: a literature based framework (MOLD-US) [J]. Int J Med Inform, 2018, 114: 66-75.

法研究，二是网络健康信息质量评价实证研究。国内外学者和相关机构也就网络信息质量的评价问题开展了大量研究。

国外较早开展了网络健康信息质量评价体系的研究。国外比较常用的几个健康信息质量评价体系包括DISCERN、NetScoring、HONcode、URAC和OMNI等[①]。主要的评价维度包括信息内容（权威、归因、可信性内容、互补、数量属性、合理性、可靠性、治疗选择），网站结构（保密、隐私、安全性、道德透明、超链接、涉及、交互性、可获取性、网站声明、财务声明、广告），网站服务（政策、服务提供、组织）。在评价机制方面，主要依据用户评价（DISCERN NetScoring），第三方认证评价（HONcode、URAC）,学科信息门户评价（OMNI）。其他的医疗健康网站评价体系还包括美国医学联合会为管理下属医疗卫生机构网站而制定的工作准则；健康信息科技协会（The Health Information Technology Institute，HITI）制定的“Mitretek网络健康信息评价系统”和美国卫生信息技术研究所发布的《网络医疗信息质量评价标准》等。

国内对健康信息网站的评价研究较少，北京大学医学图书馆的一些学者，参考和借鉴国外医疗健康信息资源评价研究工作，结合层次分析法和专家征询法，提出了一套对中文医疗健康信息网站的评价体系。该体系包括目标层（健康信息网站评价），准则层（内容、易用性、其他）和方案层（权威性、相关性、准确性、及时性、全面性、友好性、交互性、无障碍性、链接的有效性和速度、链接的准确性）等内容。依据层次分析法给出评价指标权重，并基于该指标体系对我国常见的16家健康网站进行实证评测[②]。

① 孙丽，曹锦丹. 国外网络健康信息质量评价系统的应用现状及启示[J]. 医学与社会，2011, 7(24): 15—17.

② 张会会，马敬东，蒋春红，等. 健康类网站信息质量的评估研究[J]. 医学信息学杂志，2013，7(34)：2—6.

3.3.1 国外在线健康信息质量评价工具

1. HONcode

HONcode是瑞士健康在线基金会（一个成立于1995年的国际性非官方非营利性组织）制定的，适用于医学和健康网站的行为准则，HONcode解决了互联网的主要卫生保健问题之一：信息的可靠性和可信度。HONcode为网站开发人员提供一组基本的道德标准，以确保读者总是知道他们正在阅读的数据的来源和目的。HONcode是被医学健康网站的发布者所最普遍采用的参考标准。目前，全世界有102个国家和地区的7300多个认证合格的网站使用HONcode。HONcode评价网络健康信息的8大准则分别为：权威性、目的性、保密性、可信性、合理性、网站联系方式、公开资金来源和广告政策。作为对医学健康网站进行道德规范的先驱者，HON针对医药健康网站的管理者制定了网站应遵循的原则HONcode，用以确保网络上健康医疗信息的可靠性与准确性；申请HONcode认证的医药健康网站必须要符合其中的条件——自律性加入与约束。HONcode认证是动态的，网站在取得认证后，如发现有违反规则的现象，将会被取消HONcode认证[①]，HONcode并不是一种法规，而是对网站管理人员的网络道德规范，它从职业道德、医学良知等角度对网站进行引导和规范。欧美国家特别是美国的医学健康网站获得HONcode认证的比较多，这一方面说明欧美这些国家比较重视对网上医学健康信息进行道德规范，另一方面说明HONcode已被这些国家广泛接受。在亚洲和其他地区的国家通过HONcode认证的网站比较少，这在一定程度上反映了这些国家、地区对网上医学健康道德规范的认识不足，同时也有可能是对HONcode的了解不多，以致出现这种现状。

2. DISCERN

DISCERN是由英国国家卫生服务体系（NHS）资助，1999年英国牛津大学医学研究所公众健康和初级卫生保健部研发，由英国国家医疗服务行

① Quality & Trustworthiness of the Medical & Health Web [EB/OL].(2006-07-01)[2020-12-20], http://www.hon.ch/visitor.html.

政研究和发展计划资助[①]。起初是为评价印刷文献信息质量而开发的，但现在也可以用来评价网站。DISCERN是首个由用户评价网络健康信息的工具，DISCERN是非专业人员评估与治疗相关的健康信息质量的工具，用户利用预先设置的综合评价问卷调查来评估有治疗信息的网站。这个程序可能很耗时，而且具有主观性。DISCERN共设有16个问题，涉及健康信息的可靠性、治疗方案有关的信息质量，以及对健康信息的总体评价。评分采用5级量表（“1~5级别”）。DISCERN包括15项评估（其中1~8项评估信息的可信度，9~15项评估信息的详尽度）和一项总体评价，分值从1到5分，DISCERN评分与内容评分存在着明显的联系，质量越好，分值越高。DISCERN作为一项专门评价疾病治疗方案选择的工具，主要强调信息的可靠性，注重健康信息的内部特征且关注的层面更加具体，要求网站描述所有治疗的作用机制、疗效和风险，清楚地说明可能有的其他治疗选择，不治疗会发生什么，治疗选择对生活质量的影响等。

3. Michigan Checklist

密歇根大学公众健康网站评价工具（University of Michigan Consumer Health Web site Evaluation Checklist），由密歇根大学1999年开发，主要评价健康网站内容和应用，Michigan Checklist在网站受众、网站信息获取渠道及其优势比较、广告策略、网站导航设计等方面的具体指标较多，Michigan Checklist共11项指标，包括权威性、时效性、信息内容、资源范围和筛选标准、受众、价值、准确性、广告、导航、速度和可访问性，设有43个Yes /No问题，根据不同权重赋分（1~3分）。

4. LIDA

LIDA由英国卫生保健领域Minervation咨询公司2007年开发，由41个问题构成，每个问题由4级量表评价（0~3，0表示Never，3表示Always）。问题1~6评价的是“可访问性”（Accessibility），包括评价网站是否满足World Wide Web Consortium的标准；问题7~24评价的是“易用性”（Usabili-

① Charnock D, Shepperd S, Needham G, et al. DISCER N: an instrument for judging the quality of written consumer health information treatment choices [J]. J Epidemiol Community Health, 1999, 53(2): 105–111.

ty)，包括信息表达的清晰度、网站设计的一致性、是否设有有效的浏览和检索功能、是否有互动媒介（interactive media）等问题；问题25~41评价的是可靠性，包括网站的更新频率、利益突出、内容编辑的方法以及内容的准确性。

5. SAM

Suitability Assessment of Materials（SAM）是Doak等于1996年研制，包括6个维度（内容、知识情况、图表、布局、学习动机、文化适应），22个条目，具有较好的信度、效度，经国外广泛应用，已作为健康教育书面材料的评价和编写标准。SAM的22个条目，每项采用“不适用”“一般适用”“非常适用”3级评价，分别计0、1、2分，总分44分为最终得分：0~39%为不适用，40%~69%为一般适用，70%~100%为非常适用[①]。

3.3.2 国内在线健康信息质量评价工具

1. 北京大学医学图书馆综合评价法

北京大学高琴在参考和借鉴国外健康信息质量评价研究的基础上，对我国医疗健康信息网站进行评价。从简单易行和方便操作考虑，参考各类标准体系，设置了内容评价指标、易用性评价指标和其他三大类指标对健康信息网站进行评价。评价过程主要是针对提出的评价指标，依据AHP思路，将所包含的指标进行分组，每组作为一个层次，按照高、中、低三个层次的形式排列，建立评价指标的层次结构模型，然后设计问卷调查表，邀请信息专家给各指标赋予相对重要性的分值或权重，再用各个指标按照每个网站的具体情况赋值，最后计算得出各网站的总得分。较之完全定性化用文字表述的评价，这种方法能用数量化的方法多层次、多角度地反映网站信息的质量，其评价结果较客观、系统、全面，用户不仅可以直观了解各网站总体情况，还可以对各网站具体内容进行比较。高琴利用此方法对医疗健康信息网站进行评价得到结果为：16个健康信息网站的总分范围

① Jahan S, Al- Saigul A M, Alharbi A M, et al. Suitability assessment of health education brochures in Qassim province, Kingdom of Saudi Arabia[J]. J Family Community Med, 2014, 21(3): 186-192.

在42.704~88.474。其中得分最高的为39健康网，级别为优良，接近优秀。最低的为东方健康网，级别为稍差，接近极差。高琴认为目前中文健康信息网站质量差异颇大。所有网站平均得分为73.56，基本可以认为处于一般水平或接近良好。得分为优良或优秀的网站5个，占31.25%；得分为稍差或极差的网站2个，占12.5%；其余质量一般的网站占56.25%。这些数据同样也说明了网上健康信息质量参差不齐，用户需要谨慎利用网上医疗健康信息。如果以60分算及格，所评网站及格率为87.5%，但其中没有一个达到优秀标准的，即得分在90以上[①]。

2. 中文健康信息网站评价体系

唐小利等借鉴HONcode、DISCERN和Eysenbach的TDRAC指标分类与描述、MLA开展的健康信息网站评价，以及近几年有关大学网站、门户资源网站和教育网站定量评价方法与指标体系，结合中文语言和网络环境的特点，通过定性和定量相结合的方法设计出了一个适合公众的健康信息网站评价体系框架。设立的一级指标共三个，包括信息内容、网站利用率与影响力、网站设计3个维度；设立的二级指标共14个，其中12个指标分别针对信息内容的权威性、合理性、归源性、及时性、可读性、补充性、保密性，以及网站的可访问性、互动性、透明性、功能设计、广告政策进行定性评价；定量评价采用网络信息计量学和网络链接分析方法，评价网络信息的利用率（访问量） 和影响力（链接量）；三级指标共23个。信息内容和网站设计维度中的原则性指标采用Yes/No的评分形式，程度性指标采用打分制，满分5分，由专家给出；网络利用率和影响力指标经计算得出；流量指标采用Alexa中文网站检索统计；链接指标采用Google高级检索进行统计。该体系与国外最常用的2种健康信息网站评价工具HONcode、DISCERN的兼容度分别为100%和80%。采用该体系、Honcode、DISCERN等同时进行评价，检验该体系与国外权威工具评价结果的一致性，最后形成一套中文健康信息网站质量评价工具，将其作为中国公众健康网健康知识筛选与评价依据，进而优化网站知识资源评价体系与采集流程，为中国公

① 高琴. 中文健康信息网站的评价[J]. 中华医学图书情报杂志，2010，19(2)：40—44.

众健康网信息资源的自动建设奠定基础[①]。

3.3.3 在线健康信息质量实证研究概况

1. 中文在线健康信息质量评价的实证研究

通过检索CNKI，我们发现国内关于中文在线健康信息质量评价的实证研究主要起始于2008年，近年来呈显著上升的趋势。中文在线健康信息质量评价研究主要针对糖尿病、冠心病、肾病、注意缺陷多动障碍、儿童发热等基本的在线健康信息开展。国内的医学健康网站所通过的审核主要是我国的“信息服务管理办法”，各网站获审核的情况参差不齐，国际性的认证几乎没有。《互联网信息服务管理方法》作为国家的相关法规，主要是对网站的审批程序、发布范围、信息内容控制、相关处罚措施等方面进行要求和界定；国内学者多采用医学和健康网站行为准则（HONcode）、网络健康信息评估工具和DISCERN量表评估网站信息质量，诸多学者在健康网站评价的理论和实践上进行了长期、艰苦的工作，并在行为规范、资格认证、评价工具、信息过滤和评价性元数据等方面取得了一定的成绩，建立了较为完善的健康网站评价体系。刘艳丽以Donabedian的医疗保健质量评估模式为理论基础，构建评价网络用户健康信息质量的模型，然后根据该模型开发评价糖尿病用户健康信息网站的工具，并实施评价，最后对评价结果进行分析，得出结论为：我国糖尿病用户健康信息网站质量参差不齐，对这些网站进行质量评价是必要的；我国用户健康信息网站建设不规范；网站的结构指标能从一定程度上反映网站的质量[②]。随着“互联网+医疗健康”的兴起，大众可以通过互联网方便快捷地获得自己所需的健康信息，但是基于公众自身的医学知识薄弱，网上信息杂乱和监管不到位等一系列问题使得一般用户难以区分。钟乐等评估中文网站关于注意缺陷多动障碍的健康信息的质量。用搜索引擎查找关于注意缺陷多动障碍的中文健康信息。用健康信息评估工具DISCERN量表评估信息质量。将网站按所有人属性分

① 唐小利，杜建，李姣，等. 国外健康信息网站评价工具及我国相关网站质量评价体系框架设计[J]. 中国健康教育，2015，31(03)：297—301，315.

② 刘艳丽. 网络用户健康信息质量评价模型研究[D]. 长沙：中南大学，2008.

组进行评估，得出结论：非营利性组织的网站信息质量最好，教育机构和医疗机构网站信息质量最差。互联网上关于注意缺陷多动障碍的在线健康信息质量不佳。钟乐认为，政府卫生部门、研究机构和公立医院等可信度高的机构应该重视网络健康信息对患者的影响，为社会大众提供优质的健康信息。目前，国内外很多临床医生、科学家、研究机构、医院或商业机构都在创办并维护健康信息网站。但国内健康信息发布与传播缺乏统一监管，其信息质量、可靠性、可读性等得不到有效保障。中文在线健康网站质量评价研究相比较于国外十分稀少，大多数在线健康网站质量评价研究的结果类似，在笔者通过CNKI 查阅的相关健康信息质量评价的实例研究中，多数研究结果表明中文在线健康信息质量不佳，极少数处于中等水平，中文在线健康信息存在着信息不完整不准确、重复和无关链接过多、信息不完整、认知偏见和内容错误等一系列的问题。五个典型的中文在线健康信息质量评价实证研究案例见表3–1。

表3–1 典型的中文在线健康信息质量评价实证研究案例

作者(年代)	题目	研究对象	质量评价工具及维度	主要结论
钟乐（2010）	中文网站中儿童注意缺陷多动障碍相关信息的质量评估	注意缺陷多动障碍在线健康信息	可信度、详尽度（DISCERN）	互联网上关于注意缺陷多动障碍的中文健康信息质量不佳
朱晨（2018）	慢性肾病相关健康类中文网站信息质量评价	肾病在线健康信息	网站行为准则（HONcode）、网站信息质量（DISCERN）	业务广告成分居多、内容归源性与隐私保护意识不强
吴超（2018）	中文网站中关于肺癌健康信息的质量评估	肺癌在线健康信息	完整性、准确性（DISCERN）	中文网站关于肺癌健康信息的质量不佳
王元松（2019）	中国互联网网站关于糖尿病健康信息的质量评价	糖尿病在线健康信息	可靠性（DISCERN）、治疗选项（DISCERN）	重复和无关链接过多，信息不完整、认知偏见和内容错误
厉锦巧（2019）	冠心病网络健康信息的质量、可理解性和可实施性评估	冠心病在线健康信息	信息质量(DISCERN)、可理解性和可实施性（PE–MAT–P）	大多数网站的质量处于中等水平

2. 外文在线健康信息质量评价的实证研究

通过检索Pubmed，我们发现关于国外在线健康信息质量评价的实证研究主要起始于20世纪90年代中期，近年来呈现出逐渐上升的趋势，国外对医学或健康信息网站的评价开展较早，已经有较为成熟的评价标准和工具，政府或学术组织也已经创建并对权威的公众健康信息网站展开维护。许多医学专业人员和机构展开了大量对互联网健康信息质量的调查研究，如1997年，PieroImpicciatore等调查了网上关于儿童发烧的家庭护理方面的信息。在被调查的41个网页中，只有4个网页里的内容与权威机构关于护理发热儿童的建议基本吻合[①]。此后，许多医学专业人员和机构就互联网健康信息质量陆陆续续开展了评估工作，所涉及的病种相当广泛，包括了内科、外科、妇产科、儿科、传染科和中医各科较受关注的部分疾病，痛经等若干常见病种。Eysenbach G.等人研究关于治疗癌症的中草药网络信息的质量和安全问题，他们从10个搜索引擎和关键词“中草药”和“癌症”中选出200个相关网站，其中43个网站符合所有入选标准。使用DISCERN工具对质量和安全指标进行了评估，结果显示，大多数网站在信息的准确性、信息来源的显示、信息表述的合理性或更新的规律性等方面质量较低。商业网站有许多不准确或误导性的信息，有的只强调使用中草药的积极方面，对于其副作用并不进行说明[②]。KaickerJatin等人为确定那些介绍有关疼痛信息的网站的质量，并解释各网站之间所提供信息在质量和可读性方面的差异，对300个网站进行了评估。结果29个网站不符合纳入标准，110个网站重复，剩余161个网站符合要求。得出结论为：这些网站信息质量一般，存在不少缺陷。国外对健康信息的研究所涉及的主题相当广泛，这些研究有的对相关主题信息的整体质量进行评价，有的则只研究质量的某一个方面或几个方面的指标，如可信性、准确性、可获取性等，这些研究结果表明许多国外在线健康信息存在质量较差、可读性不高、可信度参差不齐等问

① Impiccitatore . P, et al. Reliability of health information for the public on the World Wide Web : system survey of advice on managing fever in children at home [J]. BMJ. 1997, 314: 1875.

② Molassiotis A, Xu M. Quality and safety issues of web-based information about herbal medicines in the treatment of cancer [J]. Complement Ther Med, 2004, 12(4): 21-27.

题。五个典型的外文在线健康信息质量评价实证研究案例见表3-2。

表3-2 典型的外文在线健康信息质量评价实证研究案例

作者（年代）	语种	题目	研究对象	质量评价工具及维度	主要结论
Eysenbach G.（2004）	英语	关于治疗癌症的药物网络信息的质量和安全问题	治疗癌症药物在线健康信息	质量、安全性（DISCERN）	大多数网站在信息的准确性、信息来源的显示、信息表述的合理性或更新的规律性等方面质量较低
Sarah Moza-farpour（2011）	英语	评估输尿管支架在线信息的可读性、质量和普及程度	输尿管支架在线健康信息	可读性、质量和普及程度（JA-MA）	许多网站的可读性远远高于标准推荐，在线信息在很多情况下是有问题的
Stephanie Robins（2016）	英语	关于男性不育症的在线健康信息：可读性、适用性和质量的评估	男性不育症在线健康信息	可信度（DIS-CERN）和适用性（SAM）	关于男性生育能力的高质量在线信息来源缺乏
Adam T. Haymes（2016）	英语	互联网上的鼻整形健康信息的质量	鼻整形在线健康信息	可靠性（LI-DA）、可读性（FRES）	鼻整形网络健康信息通常质量低，不可靠，可读性较差
Jordan Lovett（2019）	英语	关于痛经的在线信息：可读性，可信性，质量和可用性的评估	痛经在线健康信息	可读性，可信性，质量和可用性	网上有关痛经的信息可读性普遍较差，可信度参差不齐，质量参差不齐

3.3.4 研究述评

综上所述，对于在线健康信息质量评价工具的研究已经引起全球学者的广泛关注。回顾这些评价工具，我们发现虽然对于在线健康信息质量的评价维度在不同研究中具有不同的表述，但是基本是从信息的可靠性、可读性、可信度、完整性、适用性等方面来开展评价的。除此之外，一些评估工具，例如：LIDA、Michigan Checklist等，还针对健康类网站的内容布局和易用性方面设计了相关评价条目。在这些评价工具中，HONcode是一个比较特殊的工具。其特殊之处在于，除了为用户提供在线健康信息质量的评价指标外，还从在线健康信息发布者的角度，提出了在线发布健康信息所应该遵循的道德规范和准则，并提供健康网站质量认证服务。近年来，HON又提出了mHONcode规范，专门针对健康类App质量开展评价，并提供认证服务。虽然HONcode认证服务并非是强制实施的，但是这种在线健康信息质量认证模式为我们完善在线健康信息管理工作提供了参考。

在肯定国外在线健康信息质量评价工具研究成果和应用现状的同时，也应该看到国内对于在线健康信息质量评价研究和在线健康信息质量监控管理仍然有大量的工作要做。主要体现在以下四个方面。

第一，中文在线健康信息质量评价工具的开发没有很好地体现我国居民的信息行为特色。

虽然国内已经有一些学者针对中文在线健康信息质量的评价工具开展了相关研究工作，我们在7.3节做了相关描述，此处不再赘述。但是相比较国外的评价工具，国内目前所开发的在线健康信息质量评价工具评价内涵相对较窄，除了针对网站的健康信息质量评价以外，尚没有开展针对移动终端网络应用平台（例如：微信公众号、微博、QQ、支付宝生活号等）的信息质量评价工具研究。而后者是最贴近百姓生活，人民群众最喜闻乐见的健康信息获取途径。因此，尽快开发针对移动终端网络应用平台的健康信息质量评价工具具有极大的理论价值和现实意义。

第二，缺少在线健康信息质量的国家认证机制。

参照国外的HONcode在线健康信息质量认证标准，国内一些健康类网站已经申请并取得HONcode认证。但是我们回顾HONcode的认证规则可以发现，部分条目并不适用于我国健康网站的质量评价，这可能是不同国情催生的社会文化背景决定的。因此，这种认证标准是否适合中国互联网信息发布模式的现状；所开展的认证和评价工作是否能够得到客观、公正、公开的执行；认证结果是否能够对中文在线健康信息质量产生实质性的监控和提高，都是重要的研究课题。因此，这种认证模式本身是非常好的一种在线健康质量监控机制，但是具体实施时，建立何种机制，由谁来监督管理，以确保相关的认证和监控工作落实到位，切实保障我国在线健康信息的质量，需要我们进一步深入思考。

第三，评价工具的内容设计难以契合中文在线健康信息质量评价的内涵。

在线健康信息质量的定义是什么？什么样的在线健康信息才是好的？从哪些方面来评价健康信息质量比较合理？这些问题一直是在线健康信息质量研究的重点。在现有的在线健康信息质量评价工具中，大概的评价维度包括可信度、可读性、适用性、可靠性、可用性等若干方面。这里面存在两方面的问题。第一，对于这些评价维度的概念，不同的评估工具中存在一些交叉评价的现象。例如：可靠性评价条目往往和可信度评价条目存在交叉。第二，一些评价方法存在局限性，难以应用于中文在线健康信息质量评价。例如：可读性评价中最广泛使用的SMOG工具，就缺少对中文的支持。这些问题让目前的评价工具在内容设计上，难以契合中文在线健康信息质量的评价需求。

第四，缺少用户视角，难以普及推广。

几乎所有的评价工具都是为专业人士设计、开发的。评价工具中出现的“表单”“主机托管”“交换链接”“利益冲突”等名词术语，对于普通公众来说难以理解，从而使这些工具难以走向社会，走向互联网的终端用户，极大地影响了这些工具的推广应用。可能这种设计思路没有问题，把在线健康信息质量的评价工作交给专家来完成，但是作为绝大多数的互联网终端用户来说，仍然缺乏行之有效的在线健康信息质量评价工具，让他们难以区分什么样的信息是高质量的。在本研究前期横断面调查中，大部分调研对象也表达了同样的困惑。

鉴于上述中文在线健康信息质量评价研究工作中暴露出来的问题和前期实证研究结论，结合本课题的研究目标，我们认为我国在线健康信息的质量是影响农村中年居民获取和应用健康信息做出合理健康决策的重要因素。引入国外的成熟量表开展在线健康信息质量的评价研究，尤其是从桌面用户和移动用户这两个中国最大网络信息传播模式的角度开展信息质量评价研究，可以在很大程度上解释为什么农村居民难以通过在线方式获取他们希望得到的健康相关信息。

3.4 相关理论对本研究的启示

健康信息素养研究至今已近二十年的时间，但针对公众健康信息获取行为的研究近几年才刚刚起步。健康信息素养和健康信息模型的相关研究，对于本课题选题思路和研究内涵的启示体现在以下三个方面：

第一，明确“健康素养促进”与“健康信息素养促进”两者在概念上的差异。健康素养概念重在对健康理念、健康知识和健康行为的传播，是对公众健康教育工作的扩充。无论“健康素养”概念是何时提出的，健康素养促进工作实质上一直贯穿文明社会的发展历程。《礼记·曲礼》记载“主人未辩，客不虚口”，强调饮食前“先盥其手”，《礼含文嘉》中也记载“炮生为熟，令腹无疾”①。这些都是古代先哲针对百姓开展健康素养教育的体现。时至今日，随着信息化浪潮席卷全球，人们一方面开始关注如何在信息化社会背景下开展健康素养教育，另一方面也更加关注如何通过信息技术手段来帮助人们获取健康信息。健康信息素养的概念由此诞生。健康信息素养的关注点不再是如何被动地传播健康知识本身，而是如何提高人们主动获取健康知识的能力。可以预见，这种“授之以鱼不如授之以渔”的改变，将对公众的健康相关行为产生更加深远的影响。

第二，从“系统论”的新角度来认识健康信息传播问题。人类社会对于信息传播的传统认知认为，信息从生产者（信息传递者）通过某种媒体介质，流向利用者（信息接收者），这是最简单的信息传播模型，最多中间再添加一些影响信息传播的“噪声”。但是当我们在信息行为模型中融入健康行为理论模型时，会发现情况不再这么简单。影响健康信息有效传播的因素，不仅仅只是信息生产者、信息接收者、媒体介质或者所谓各种“噪声”的简单叠加，而正在成为一个复杂的“巨系统”。如果从“系统论”的角度来剖析当今社会的健康信息传播问题，大量的因素会对在线健康信息的传播与应用产生影响。例如：居民在遇到健康或疾病问题时，可能会具备通过网络查询健康信息的意识，但不代表其具备足够的信息检索能力；

① 王东胜. 中国古代健康教育历史探源[J]. 江苏卫生保健,2004,6(2):38—40.

即使居民具备足够的信息检索能力，但不代表其可以合理地评价健康信息质量；即使其具备评价健康信息质量的能力，也不代表其可以恰当地将健康信息应用于改善自身的健康状况。这就决定了对于居民健康信息获取障碍的研究应该是一个全面的研究，而不能仅局限于讨论“素养”或“行为”问题。

第三，中文在线健康信息质量的评价研究亟待完善。除了第二点中提及的信息传播关键环节，影响人们利用在线健康信息的因素还有整个社会的信息传播环境问题。一个最突出的问题就是在线健康信息的质量问题。对于这个问题的讨论，可以从微观入手，但一定要从宏观理解。包括提高公众鉴别高质量在线健康信息的能力和改善社会整体健康信息环境的质量。而在新媒体时代，如果希望有效开展健康教育工作，则必须思考这些因素对于公众健康信息素养和健康信息行为的影响作用。而对信息环境研究的具体体现，就在于对新媒体环境下我国在线健康信息质量开展研究。

基于上述三点启示，在本研究的整体设计中我们没有强调“如何去教健康知识”，而是把研究重心放在探讨“哪些因素可能会影响公众获取健康知识”这个问题上。此外，回归本课题的研究初衷，除了对人（农村中年居民）开展研究，我们还重点对信息环境开展研究。

第四章　农村中年居民健康信息素养调查

"你们调查的这个健康信息素养是啥意思？健康教育俺们这里年年搞，你看这些健康教育展板，没人看。"

——安徽省小蚌埠镇高庵村社区医生

4.1 研究方案

4.1.1 研究对象

中国互联网络信息中心（CNNIC）发布的《国家信息化发展评价报告（2017）》将我国各省份信息化发展水平做了系统评价，包括发达地区、较发达地区、一般地区和欠发达地区。为了让本研究结果结论更具代表性，我们采用四阶段抽样获取调研样本：第一阶段，采用单纯随机抽样，在信息化发展水平较发达地区和一般地区各抽取两个省份；第二阶段，在每个省份采用单纯随机抽样抽取4个县；第三阶段，依据县行政区划，采用便利抽样确定拟调查的4~5个农村社区，并根据行政村的地理分布情况，向周边适当扩展调研范围；第四阶段，在每个农村社区采用选择性配额抽样获取年龄、性别大致均衡的常住居民作为调查对象。

调查样本纳入标准：①年龄介于45—65岁，②愿意参与调查，③精神和心理状况适合于完成调查。调查样本排除标准：①不具备基本的读写能力，②中途退出调查。

调研采用电子问卷的形式开展，由受访者持平板电脑，入户面对面开展调研。通过4G网络建立在线调查平台，完成数据回收。本次调研走访了山东省、吉林省、安徽省和河南省四个省份的农村社区，共回收有效样本16685份。

4.1.2 调查工具

本次调查所使用的调查工具采用中南大学罗爱静教授团队编制的《居民健康信息素养》调查问卷。考虑到实际调研需求，并提高农村居民的配合度，本次调查删除了原问卷中关于健康信息道德维度的条目。在问卷中增加了收集受访者基本社会人口学资料的相关条目，这些问题包括年龄、性别、健康情况、工作性质、受教育程度、互联网使用时间以及智能手机使用时间。

此外，为了了解受访者对常见信息来源的评价情况，在问卷最后还采用Likert问卷形式，设计了6个单项选择题，对受访者评价常见健康信息来源（家人/朋友、网上信息、图书/期刊/报纸、医务工作者、电视广播上的健康知识讲座（非广告性质）、医药推销广告）的信任程度进行评估。

4.1.3 统计分析

数据录入及预处理采用EXCEL2016软件，统计分析应用SPSS17.0软件完成。采用均值、标准差描述受访者的健康信息素养水平，组间比较采用t检验和方差分析，采用多元线性回归模型分析社会人口学因素对受访者健康信息素养水平的影响作用。

4.1.4 质量控制

在开展调查前，对调查人员进行统一培训，制定调查说明，逐一讲解调查问卷各条目的意义，规范调查程序。调查中，两人一组实施调查，严格实施样本的纳入和排除标准。应用电子调研平台，调查过程即问卷录入过程，以确保问卷的完整性和有效性。

4.2 结果

4.2.1 调查对象的社会人口学情况

本次调查对象中，男性8678人，占总样本量的52.0%，女性8007人，占总样本量的48.0%；年龄范围主要集中于51—60岁，平均年龄54.4岁；受教育程度主要集中于小学和中学，占总样本量的97.5%；工作性质以务农(44.4%)最多，其次是自谋职业者、企事业单位员工和无工作者；互联网和智能手机使用情况以没用过的居多，分别占到总样本量的61.6%和47.4%。具体的社会人口学情况见表4-1。

表4-1　调查对象社会人口学情况

社会人口学情况	数量	百分比	社会人口学情况	数量	百分比
性别			工作性质		
男性	8678	52.0%	企事业单位员工	3126	18.7%
女性	8007	48.0%	务农	7401	44.4%
受教育程度			自谋职业者	3517	21.1%
小学及以下	8369	50.2%	无工作者	2638	15.8%
中学(技校、中专、职高)	7894	47.3%	智能手机使用时间		
大学(专科、本科)	391	2.3%	没用过	7915	47.4%
研究生(硕士、博士)	31	0.2%	1—3年	2374	14.3%
互联网使用时间			3年以上	6392	38.3%
没用过	10278	61.6%	年龄		
1年以下	505	3.0%	45—50岁	3926	23.5%
1—3年	1126	6.8%	51—55岁	5481	32.8%
3年以上	4772	28.6%	56—60岁	5694	34.2%
健康状况					
健康	14487	86.8%	61岁以上	1584	9.5%
患有某种疾病	2198	13.2%			

4.2.2 居民健康信息素养现状

问卷的19个条目中，健康信息认知维度包含2个条目，相对于评价目标的占比为11%；健康信息获取维度包含8个条目，相对于评价目标的占比为42%；健康信息评价维度包含6个条目，相对于评价目标的占比为32%；健康信息应用维度包含3个条目，相对于评价目标的占比为16%。

（1）健康信息认知

在健康信息认知2个条目中，条目“您认为获取健康相关的各种知识重要吗”有15716人选择了“比较重要”或“非常重要”，占总人数的94.19%；条目“与医生交流时，您能不能表达您所希望获得的健康知识”有13909人选择了“完全能表达”或“能表达一部分”，占总人数的83.36%。见表4-2。

表4-2　健康信息认知的基本得分情况

条目	均值	标准差
您认为获取健康相关的各种知识重要吗	90.26	17.75
与医生交流时，您能不能表达您所希望获得的健康知识	72.44	20.80

注：为了直观比较得分情况，本表中的所有分值均归一化至“百分制”表示。

（2）健康信息获取

健康信息获取的8个条目中，有3个条目采取Likert量表，4个条目采用选择题的方式来完成评测。对从纸质媒体（报纸、杂志）上获取健康相关知识认为没有困难的有7585人，占总人数的45.46%；对从互联网上查找健康相关知识认为没有困难的有5234人，占总人数的31.37%；对从电视上获取健康相关知识认为没有困难的有12289人，占总人数的73.65%；对于条目“您通常通过哪些途径获取健康知识”，有3518人选择了“不知道”，占总人数的21.08%。对于条目“您知道如何从互联网获取健康相关知识吗”，有12142人选择了“不知道”，占总人数的72.77%。对于条目“您访问过哪些健康网站”，有15113人表示从未访问过，占总人数的90.58%。对于条目“您会使用网络搜索引擎吗”有11740的人选择“不会”，占总人数的70.36%。见表4-3。

表4-3 健康信息获取的基本得分情况

条目	均值	标准差
生活中,您比较关注哪些方面的健康相关知识	42.48	29.32
您通常通过哪些途径获取健康知识	40.09	27.77
您知道如何从互联网上获取健康相关知识吗	11.31	20.11
您认为从纸质媒体(报纸、杂志)上获取健康相关知识困难吗	47.39	32.18
您认为从互联网上查找健康相关知识困难吗	38.05	35.52
您认为从电视上获取健康相关知识困难吗	67.07	26.61
您会使用网络搜索引擎吗	10.56	19.11
您访问过哪些健康网站	2.91	10.51

注:为了直观比较得分情况,本表中的所有分值均归一化至"百分制"表示。

(3)健康信息评价

健康信息评价的6个条目中,有5个条目采取Likert量表,1个条目采用选择题的方式来完成评测。对于获取的健康信息,与医生交流时,有2605人不能理解医生的话,占总人数的15.61%。与他人谈论健康话题时,有1528人无法判断对方话语的真实可靠性,占总人数的9.16%。关于纸质媒体(报纸、杂志)上的健康相关知识,有6611人不知道如何评价其质量和可靠性,占总人数的39.62%。关于互联网上的健康相关知识,有8473人不知道如何评价其质量和可靠性,占总人数的50.78%。关于电视上的健康相关知识,有3847人不知道如何评价其质量和可靠性,占总人数的23.06%。而在对媒体传播健康相关信息的评价中,有7152人选择了"不知道",占总人数的42.86%。见表4-4。

表4-4 健康信息评价的基本得分情况

条目	均值	标准差
与医生交流时,您感觉难以理解医生的话吗	67.33	22.55
您认为媒体传播的健康知识的质量主要由哪些因素决定	23.57	25.73
与他人谈论健康话题时,您知道该相信谁的话吗	67.88	21.85
您觉得评价纸质媒体(报刊、杂志)上的健康相关知识的质量有困难吗	42.59	30.40
您觉得评价互联网上的健康相关知识的质量有困难吗	34.88	31.70
您觉得评价电视上的健康相关知识的质量有困难吗	56.26	27.51

注:为了直观比较得分情况,本表中的所有分值均归一化至"百分制"表示。

(4) 健康信息应用

在健康信息应用的3个条目中,3个条目均采用选择题的方式来完成评测。有13749人愿意与他人分享健康相关信息,占总人数的82.40%,并且有12173人知道通过哪些方式与别人交流健康相关信息,有12695人愿意为了促进自身健康而改善不良习惯,占总人数的76.09%。见表4-5。

表4-5　健康信息应用的基本得分情况

条目	均值	标准差
您愿意与身边的人分享健康信息吗	58.19	35.32
您会通过哪些方式与别人交流或分享与健康相关的知识	25.33	20.06
当您得知自己的某个习惯会对健康造成危害,您会怎么做	65.72	28.44

注:为了直观比较得分情况,本表中的所有分值均归一化至"百分制"表示。

(5) 居民健康信息素养总体水平

综合健康信息素养4个维度的得分情况,可以对居民健康信息素养现状给出综合评价结果。本次调查人群的健康信息素养总平均分是8.52分(44.83%,满分19分),其中健康信息认知维度1.63(81.35%,满分2分),健康信息获取维度2.57(32.13%,满分8分),健康信息评价维度2.88(47.97%,满分6分),健康信息应用维度1.44(48.06%,满分3分)。

4.2.3 居民健康信息素养影响因素分析

为了进一步探讨不同人口学因素之间健康信息素养存在的差异,我们对调查对象的健康信息素养水平做了单因素分析。对不同性别和健康状况的健康信息素养差异采用独立样本t检验,不同年龄、工作性质、教育程度、互联网使用时间和智能手机使用时间的健康信息素养差异则采用单因素方差分析。

1. 单因素分析

(1) 健康信息认知

分析发现,不同性别、年龄、教育程度、工作性质、互联网使用时间、智能手机使用时间和健康情况的受访者,健康信息认知情况存在显著差异。女性对于健康信息的认知程度高于男性;随着年龄的增长,45岁以上人群的健康信息认知评分呈下降趋势；随着教育程度的加深，健康信息认知评分呈明显的增加趋势；互联网使用时间和智能手机使用时间的长短也对健康信息认知表现出积极的影响，使用时间越长的受访者，其健康信息认知水平高于使用时间短的受访者；不同职业类型的受访者也表现出了显著差异，“企事业单位员工”健康信息认知的能力最强，均值达到1.67，其次是“自谋职业者”，均值为1.64。而从事农业劳动或没有工作的受访者健康信息获取水平较低，均值分别为1.60和1.63；身体健康状况健康的受访者对于健康信息的认知程度高于患有某些疾病的受访者。结果见表4-6。

表4-6　健康信息认知影响因素的单因素分析

	Mean	*SD*	*t*(*F*)	*P*
性别			-2.20	<0.05
男性	1.62	0.28		
女性	1.63	0.29		
年龄			45.18	<0.001
45—50岁	1.66	0.25		
51—55岁	1.63	0.28		
56—60岁	1.60	0.30		
61岁以上	1.60	0.31		
教育程度			84.36	<0.001
小学及以下	1.59	0.30		
中学（技校、中专、职高）	1.66	0.26		
大学（专科、本科）	1.68	0.24		
研究生（硕士、博士）	1.71	0.17		
工作性质			56.93	<0.001
企事业单位员工	1.67	0.25		
务农	1.60	0.30		
自谋职业者	1.64	0.26		
无工作者	1.63	0.30		
互联网使用时间			31.86	<0.001
没用过	1.61	0.30		

续 表

	Mean	*SD*	t(F)	*P*
1年以下	1.66	0.25		
1—3年	1.64	0.27		
3年以上	1.66	0.25		
智能手机使用时间			62.05	<0.001
没用过	1.60	0.30		
1—3年	1.65	0.27		
3年以上	1.65	0.25		
健康状况			2.00	<0.05
健康	1.63	0.28		
患有某种疾病	1.61	0.31		

（2）健康信息获取

分析发现，不同性别、年龄、教育程度、工作性质、互联网使用时间、智能手机使用时间和健康情况的受访者，健康信息获取情况存在显著差异。和健康信息认知相反，男性在健康信息获取方面评分高于女性；45岁以上的人群，随着年龄的增长，受访者的健康信息获取能力呈波动下降的趋势；教育程度和健康信息认知类似，教育程度越高，受访者获取健康相关信息的能力就越强；互联网使用时间和智能手机使用时间的长短也表现出和健康信息认知同样的情况，互联网使用时间和智能手机使用时间越长的受访者获取健康相关信息的能力也越强；在健康信息获取维度，不同职业类型的受访者表现出了显著差异，“企事业单位员工”获取健康信息的能力最强，均值达到2.93，其次是“自谋职业者”，均值为2.87，而从事农业劳动或没有工作的受访者健康信息获取水平较低，均值分别为2.38和2.29；患有某种疾病的受访者在健康信息获取方面评分低于身体健康的受访者。结果见表4-7。

表4-7　健康信息获取影响因素的单因素分析

	Mean	*SD*	t(F)	*P*
性别			8.74	<0.001
男性	2.65	1.22		
女性	2.48	1.22		
年龄			531.69	<0.001
45-50岁	3.16	1.28		
51-55岁	2.57	1.22		
56-60岁	2.31	1.09		
61岁以上	2.05	0.95		
教育程度			274.47	<0.001
小学及以下	2.31	1.17		
中学(技校、中专、职高)	2.82	1.22		
大学(专科、本科)	3.11	1.22		
研究生(硕士、博士)	2.62	1.02		
工作性质			278.33	<0.001
企事业单位员工	2.93	1.21		
务农	2.38	1.17		
自谋职业者	2.87	1.27		
无工作者	2.29	1.13		
互联网使用时间			589.59	<0.001
没用过	2.28	1.10		
1年以下	2.85	1.13		
1—3年	2.81	1.15		
3年以上	3.11	1.29		
智能手机使用时间			790.37	<0.001
没用过	2.24	1.11		
1—3年	2.48	1.12		
3年以上	3.02	1.26		
健康状况			13.76	<0.001
健康	2.62	1.22		
患有某种疾病	2.24	1.19		

(3) 健康信息评价

在健康信息评价方面，社会人口学因素所表现出来的差异和健康信息获取是类似的。不同性别、年龄、教育程度、工作性质、互联网使用时间、智能手机使用时间和健康情况的受访者，其健康信息评价能力表现出显著差异。男性健康信息素养评价能力高于女性。45岁以上的人群，随着年龄的增长，受访者的健康信息评价能力同样呈波动下降的趋势；受过高等教育的受访者，其健康信息评价能力也显著高于仅接受过初、中级教育的受访者；在不同职业类型中，企事业单位员工在评价健康信息方面表现出最好的水平3.15，其次是自谋职业者3.05，得分较低的为从事农业生产和无工作的受访者，均值只有2.73和2.75；互联网使用时间和智能手机使用时间越长的受访者，其健康信息评价能力也明显高于互联网使用时间和智能手机使用时间越短的受访者；身体健康的受访者的健康信息素养评价能力高于患某种疾病的受访者。结果见表4-8。

表4-8　健康信息评价影响因素的单因素分析

	Mean	*SD*	*t*(*F*)	*P*
性别			9.02	<0.001
男性	2.94	0.89		
女性	2.81	0.91		
年龄			216.36	<0.001
45-50岁	3.16	0.90		
51-55岁	2.88	0.92		
56-60岁	2.75	0.86		
61岁以上	2.63	0.83		
教育程度			243.17	<0.001
小学及以下	2.70	0.91		
中学(技校、中专、职高)	3.05	0.86		
大学(专科、本科)	3.23	0.84		
研究生(硕士、博士)	3.10	0.85		
工作性质			233.08	<0.001
企事业单位员工	3.15	0.81		

续　表

	Mean	SD	t(F)	P
务农	2.73	0.91		
自谋职业者	3.05	0.91		
无工作者	2.75	0.87		
互联网使用时间			392.51	<0.001
没用过	2.70	0.88		
1年以下	3.05	0.85		
1—3年	3.07	0.88		
3年以上	3.20	0.85		
智能手机使用时间			519.55	<0.001
没用过	2.67	0.89		
1—3年	2.86	0.87		
3年以上	3.14	0.86		
健康状况			14.27	<0.001
健康	2.92	0.89		
患有某种疾病	2.61	0.96		

（4）健康信息应用

在健康信息应用方面，不同年龄、教育程度、工作性质、互联网使用时间、智能手机使用时间和健康情况的受访者，健康信息应用能力表现出差异。45岁以上的人群，随着年龄的增长，受访者的健康信息应用能力同样呈波动下降的趋势；教育程度高的受访者比仅具有初、中级教育程度的受访者表现出更强的健康信息应用能力；互联网使用时间和智能手机使用时间越长的人也比互联网使用时间和智能手机使用时间越短的人能更好地应用健康相关信息；而不同性别的受访者在健康信息应用方面并没有表现出显著差异；身体健康的受访者的健康信息素养应用能力高于患某种疾病的受访者。结果见表4-9。

表4-9　健康信息应用影响因素的单因素分析

	Mean	*SD*	*t*(*F*)	*P*
性别			-0.21	0.832
男性	1.44	0.57		
女性	1.44	0.57		
年龄			56.59	<0.001
45-50岁	1.53	0.56		
51-55岁	1.44	0.57		
56-60岁	1.41	0.57		
61岁以上	1.34	0.57		
教育程度			87.36	<0.001
小学及以下	1.37	0.58		
中学(技校、中专、职高)	1.51	0.55		
大学(专科、本科)	1.50	0.52		
研究生(硕士、博士)	1.53	0.55		
工作性质			33.16	<0.001
企事业单位员工	1.49	0.53		
务农	1.41	0.57		
自谋职业者	1.50	0.57		
无工作者	1.39	0.59		
互联网使用时间			195.14	<0.001
没用过	1.36	0.57		
1年以下	1.42	0.52		
1—3年	1.51	0.53		
3年以上	1.60	0.53		
智能手机使用时间			241.85	<0.001
没用过	1.35	0.58		
1—3年	1.45	0.56		
3年以上	1.56	0.53		
健康状况				
健康	1.45	0.56	7.10	<0.001
患有某种疾病	1.36	0.58		

2. 多因素分析

以不同社会人口学特征（因“工作性质”的赋值没有数量意义，故在多因素分析中剔除该因素）作为自变量，以健康信息素养及其四个维度得分作为因变量，建立多元线性回归模型，分析社会人口学特征与健康信息素养水平之间的关系。模型中自变量赋值标准见表4-10。

表4-10　社会人口学变量赋值标准

类别	社会人口学特征	赋值	类别	社会人口学特征	赋值
性别	男	1	互联网使用时间	没用过	1
	女	2		1年以下	2
年龄	45-50岁	1		1—3年	3
	51-55岁	2		3年以上	4
	56-60岁	3	智能手机使用时间	没用过	1
	61岁以上	4		1—3年	2
教育程度	小学及以下	1		3年以上	3
	中学(技校、中专、职高)	2	健康状况	健康	1
	大学(专科、本科)	3		患有某种疾病	2
	研究生(硕士、博士)	4			

6个社会人口学特征对健康信息素养及4个维度的多元线性回归分析结果见表4-11。在健康信息认知模型中（R^2=0.02，F=66.28，P<0.001），性别、年龄、教育程度和智能手机使用时间4个因素对受访者的健康信息认知能力产生显著影响。在健康信息获取模型中（R^2=0.19，F=641.86，P<0.001），6个社会人口学因素均对健康信息获取能力表现出显著影响。在健康信息评价模型中（R^2=0.12，F=372.25，P<0.001），6个社会人口学因素均对健康信息评价能力表现出显著影响。在健康信息应用模型中（R^2=0.05，F=138.26，P<0.001），6个社会人口学因素均对健康信息应用能力表现出显著影响。

表4-11　社会人口学因素对健康信息素养的影响

	健康信息认知		健康信息获取		健康信息评价		健康信息应用		健康信息总分	
	β	*P*	*β*	*P*	*β*	*P*	*β*	*P*	*β*	*P*
性别	.035	< 0.001	–.03	< 0.001	–.03	< 0.001	.03	< 0.001	–.02	.025
年龄	–.08	< 0.001	–.26	< 0.001	–.16	< 0.001	–.08	< 0.001	–.22	< 0.001
教育程度	.11	< 0.001	.09	< 0.001	.10	< 0.001	.05	< 0.001	.11	< 0.001
互联网使用时间	.01	.61	.16	< 0.001	.13	< 0.001	.11	< 0.001	.16	< 0.001
智能手机使用时间	.03	.01	.11	< 0.001	.09	< 0.001	.06	< 0.001	.11	< 0.001
健康状况	–.01	.354	–.07	< 0.001	–.09	< 0.001	–.04	.000	–.08	< 0.001

综上所述，不同社会人口学背景的受访者，在健康信息素养的4个维度存在不同的差异。6个社会人口学因素中，不同性别、年龄和教育程度的人群其健康信息素养存在显著差异；互联网和智能手机使用时间的长短也导致了健康信息素养的显著差异；不同健康状况的人，健康信息素养差异也比较大。多元回归分析结果表明，年龄、教育程度、健康状况、互联网使用时间和智能手机使用时间是受访者健康信息素养水平的主要影响因素。

本次调研走访了山东省、吉林省、安徽省和河南省四个省份的三十余个农村社区，四省人群的健康信息素养4个维度的平均值结果见图4-1。

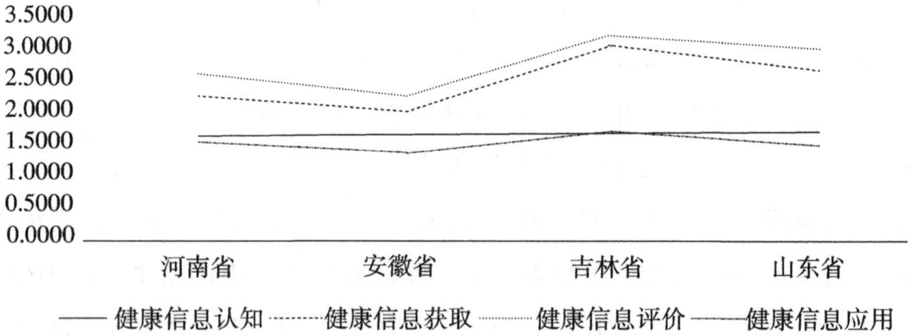

图4-1　各省健康信息素养平均值

由图可以看出，四个省受访者的健康信息认知均值水平相差较小；在健康信息获取方面，吉林省的受访者表现出最好的水平3.02，其次是山东省2.62，得分较低的为安徽省和河南省，均值只有2.01和2.18；在健康信息评价方面和健康信息获取类似，吉林省最好3.19，其次是山东省2.99，得分较低的为安徽省和河南省，均值只有2.24和2.59；在健康信息应用方面，同样是吉林省得分最高1.64，其次是河南省1.52，安徽省和山东省得分较低，均值只有1.29和1.42。

4.2.4 居民对健康信息来源的信任度

通过居民对常见健康信息来源信任度的分析，可以为今后开展健康信息素养教育与促进工作提供理论支持。本研究中涉及的健康信息来源包括家人和朋友、互联网、图书/期刊/报纸、医务工作者、电视/广播上的健康讲座（非广告性质）和医药推销广告六类。

将“非常可靠”和“比较可靠”归为“信任”，将“不可靠”和“非常不可靠”归为“不信任”，最终将信任度评价分为三个等级：信任、不知道、不信任。结果见图4-2。

图中可以看出，本次受访对象最信任的健康信息来源是“医务工作者”（15267人），约占总人数的91.50%，其次是“家人或朋友”（11316人），约占总人数的67.83%；最不信任的健康信息来源是“医药推销广告”（165人），约占总人数的0.99%，其次是“互联网（1745人）”约占总人数的10.46%。而选择“不知道”的人群中，“图书/期刊/报纸”比例最大，有8951人不知道图书/期刊/报纸上的健康相关信息该不该相信，约占总人数的53.65%。

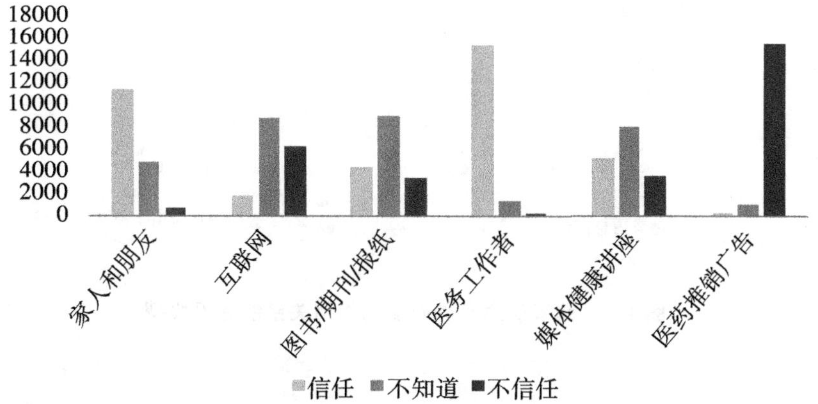

图4-2　健康信息源信任度评价结果

4.2.5 健康信息素养不同维度间作用关系的路径分析

为了更好地分析健康信息素养不同维度之间的作用关系。我们做出如下假设，并基于调研数据对假设进行验证。

假设一：公众对健康信息的认知水平与其对健康信息质量的评价能力间存在双向作用关系；

假设二：公众对健康信息的认知水平影响其获取健康信息的能力；

假设三：公众对健康信息的认知水平影响其应用健康信息的能力；

假设四：公众对健康信息的评价能力影响其获取健康信息的能力；

假设五：公众获取健康信息的能力影响其应用健康信息的能力；

假设六：公众对健康信息的评价能力影响其应用健康信息的能力；

基于上述假设，应用AMOS软件，建立健康信息素养维度间作用关系的路径分析模型，见图4–3。将本次调研数据中的部分数据（500份）带入模型，采用Asymptotically distribution–free参数估计方法，迭代限制设为500，进行模型拟合试验。迭代次数达到499次后，没有给出拟合结果。更换参数估计方法并调整模型，在六条理论假设的基础上，尝试增加或删除不同路径，并对比分析结果。最终得到较理想的模型拟合结果，建立作用路径，见图4–4。

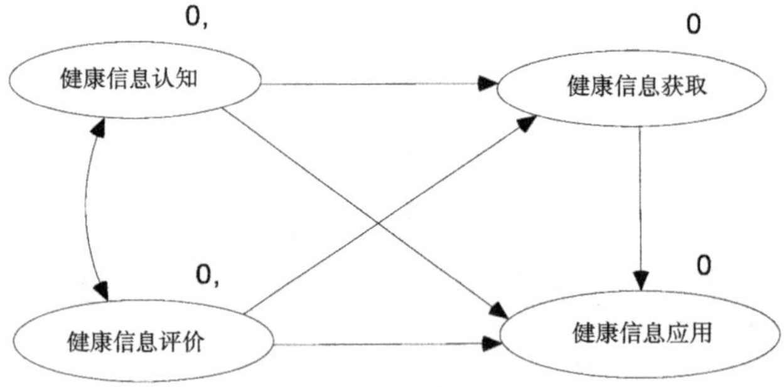

图4–3　健康信息素养维度间作用关系的假设模型

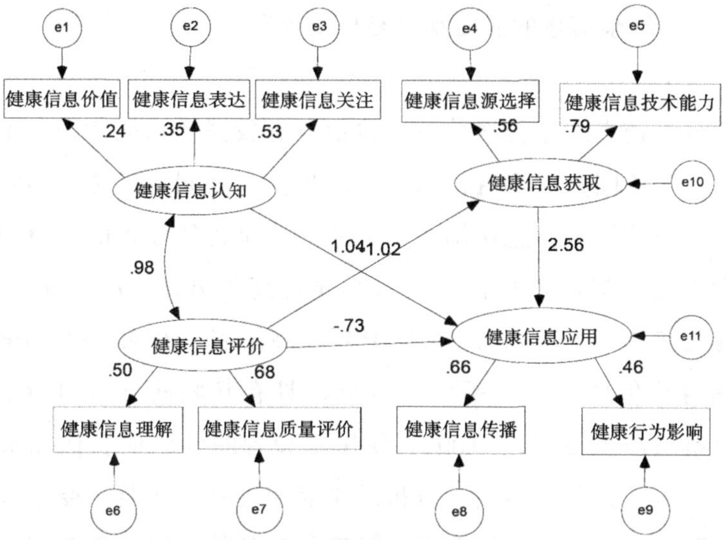

图4-4　健康信息素养维度间作用关系的路径分析模型

该模型采用Maximum likelihood参数估计方法，迭代17次后得到拟合结果。结果（χ^2/df=3.453，*GFI*=0.965，*AGFI*=0.928，*NFI*=0.917，*IFI*=0.939，*TLI*=0.899，*CFI*=0.938，*RMSEA*=0.07）表明调整后的模型达到适度拟合水平。除了假设二以外，其他五条假设得到数据验证支持。

4.3 讨论

本次调查采用入户调研的形式开展相关研究，通过分阶段抽样，在农村社区采用选择性配额抽样获取社会人口学特征大致均衡的受访者，可以使调查结果具有较好的代表性。本次调查发现农村中年居民健康信息素养总体水平较低。虽然大部分受访者对健康信息的认知水平处于中等水平，但是他们获取健康信息的能力较弱。这与2013—2016年本课题组针对社区居民健康信息素养的一系列调查结论是类似的①。而根据全国居民健康素养监测结果表明，全国居民健康素养水平由2014年的9.79%上升至2019年的19.17%。这表明，近年来，中国居民掌握健康知识的水平有了较大提高，

① Wang Fuzhi, Luo Aijing, Luo Dan, et al. The association between health information attitudes and skills in patients with chronic disease in China [J]. Global Health Promotion, 2016, 23(4): 59-69.

但是他们获取健康信息的能力却没有显著提升。

1. 健康信息认知

大部分受访者对于健康信息的价值具有较强的认同意识。虽然对于健康信息价值的认同在四个省份的调研结果基本相同，但是不同社会人口学背景下，人们的健康信息认知水平的差异还是比较显著的。单因素分析结果表明女性对于健康信息价值的认知显著高于男性（t=−2.20，P<0.005）；低受教育程度者（F=84.36，P<0.001）和高龄者（F=45.184，P<0.001）对于健康信息价值的认知水平明显较低；具有互联网（F=31.86，P<0.001）和智能手机（F=62.05，P<0.001）使用经验者的健康信息认知水平也显著高于没有使用经验者。多因素分析结果表明性别、年龄、受教育程度和智能手机使用时间是影响受访者对于健康信息认知水平的重要因素。虽然互联网使用时间在多元线性回归中没有表现出显著差异，但是对比得分均值的分布情况（表4–6的互联网使用时间），我们发现没有使用过互联网的居民与有互联网使用经验的居民相比，其健康信息认知水平是存在显著差异的。

2. 健康信息获取

受访者对于自己获取健康信息的信心明显不足，归一化百分制得分（下同）为40.09分，并且对于从不同媒介获取健康信息的能力自我评价存在显著差别。获取健康信息最有信心的渠道是电视节目（67.07分），其次是纸质媒介（47.39分）。而涉及互联网的三个条目“如何从互联网获取健康知识”（11.31分）和“会使用网络搜索引擎”（10.56分）的得分则显著偏低，而“访问过哪些健康网站”得分仅2.91分。表明受访者通过网络获取健康信息的信心明显不足，也基本没有访问健康网站的经历。单因素分析结果提示男性比女性获取健康信息的能力稍强（t=8.74，P<0.001），青年人和受教育程度较高的受访者获取健康信息的能力较强，有互联网（F=589.59，P<0.001）和智能手机（F=790.37，P<0.001）使用经验的人对于获取健康信息也表现出更强的信心。此外，企事业单位员工和自谋职业者的健康信息获取能力显著高于务农者和无工作者（F=278.33，P<0.001）。多因

素分析结果提示性别、年龄、受教育程度、互联网、智能手机使用经验以及健康状况均对受访者的健康信息获取能力存在影响作用。

3. 健康信息评价

健康信息质量的评价能力是公众应用健康信息作出合理健康决策的基础。本次调查发现受访者对于自己评价健康信息质量的信心较弱。虽然他们对于"与医生建立有效沟通"（67.33分）和"应该相信哪些健康信息"（67.88分）表现出相对较高的信心，但是对于三类常见的健康信息传播途径所传播的健康信息质量评价缺少信心。和健康信息获取能力类似，对于评价通过电视传播的健康信息质量最有信心（56.26分），其次是纸质媒体（42.59分）和互联网（34.88分）。但是有一个问题需要引起我们注意，即受访者对回答"哪些因素决定了媒体传播的健康信息质量"（23.57分）信心明显不足。这表明虽然一些受访者对于评价健康信息质量表现出"适度"的信心，但是这可能仅仅是一种"自我认知"，而对于他们评价健康信息质量的能力需要进一步的实证研究来解释。单因素分析结果表明相对于女性来说，男性在评价健康信息质量时表现得更加自信（t=9.02，P<0.01）；年轻人（F=216.36，P<0.001）和受教育程度较高者（F=243.17，P<0.001）表现出更高的健康信息评价能力；企事业单位员工和自谋职业者比农民和无工作者对于评价健康信息质量表现出更高的自信（F=233.08，P<0.001）；有互联网（F=392.51，P<0.001）和智能手机（F=519.550，P<0.001）使用经验的人对于获取健康信息也表现出更强的信心。而具有慢性病的患者对于评价健康信息质量的信心则低于健康人群（t=14.27，P<0.001）。多因素分析结果表明，性别、年龄、教育程度、互联网和智能手机使用时间以及健康状况是影响受访者评价健康信息质量的重要因素。

4. 健康信息应用

对于健康信息的应用主要体现在两个方面：健康知识的交流和将健康知识应用于改变自己的健康相关行为。本次调查中，虽然受访者对于分享健康信息的意愿比较高（58.19分），但是对于如何与别人分享健康信息的能力却知之甚少（25.33分）。而"明知某个行为习惯会对健康造成危害而愿意改变自己的健康行为”的得分也比较低（65.72分）。说明受访者对于应用健康信息做出决策的意愿和能力有待提高。单因素分析表明，对于健康信息的应用能力来说，年轻人优于老年人（F=56.59，P<0.001），受教育程度高的人优于受教育程度低的人（F=87.36，P<0.001），有网络（F=195.14，P<0.001）和智能手机（F=241.85，P<0.001）使用经验的人优于没有使用经验的人，健康人群优于患病人群（t=7.10，P<0.001）。多因素分析结果表明性别、年龄、互联网使用时间、智能手机使用时间和健康状况均是健康信息应用维度的影响因素。

5. 健康信息来源信任度

从对不同健康信息来源信任度的评价结果来看，受访者最信任的健康信息来源是“医务工作者”，其次是“家人和朋友”；最不信任的健康信息来源是“医药广告”，其次是“互联网”；而对于“不知道该不该相信”的健康信息来源，“互联网”和“纸质媒体”并列排在第一位，其次是“媒体健康讲座”。调研结果表明，农村中年居民对于网络健康信息的总体评价不高，对于如何评价在线健康信息的质量是不清楚的，这也印证了在健康信息评价相关条目中发现的问题。而对于医药广告“一边倒”的不信任，也提示我们应该加强对于医药广告的监管力度。同时，医务工作者作为人们最信任的健康信息来源，加强医患沟通，尤其是加强农村居民与农村社区全科医护人员的有效沟通，减少医患纠纷和医患矛盾，也应该成为帮助农村中年居民有效获取健康信息的重要措施。

6. 健康信息素养不同维度间的作用关系

基于调研数据，我们建立了健康信息素养不同维度间的观察变量路径分析（PA-OV）模型，以便从健康信息素养的角度解释农村中年居民获取和应用健康信息所面临的内在障碍。模型拟合结果表明：农村中年居民对健康信息的认知水平与其对健康信息质量的评价能力间存在双向作用关系；受访者对于健康信息的认知水平、获取能力和评价能力影响他们应用健康信息作出合理决策的能力；而对于健康信息的评价能力也同时影响他们获取健康信息的能力。研究结论提示我们，农村居民健康信息素养的提升是一个系统工程，尤其是在新媒体快速普及的趋势下，应该深入思考如何通过教育和干预，提高农村居民对在线健康信息价值的认知水平和对在线健康信息质量的评价能力，从而更好地促进他们获取和应用健康信息，并做出合理的健康决策。

第五章　农村中年居民在线健康信息获取行为研究

“手机我会用，但就是打打电话，我不会上网，也不会打字，也不知道从哪搜健康知识……去年胆结石疼得受不了了，我就去找医生”

——安徽省长集镇钱店村居民

5.1 研究方案

5.1.1 研究样本

本研究调查对象是小蚌埠镇的慢性病患者。小蚌埠镇隶属于安徽省蚌埠市淮上区，地处安徽省中部，淮河北岸。全镇总面积35.31平方公里，耕地总面积2.1万亩，下辖17个村。2019年，全镇乡村户数17856户，乡村人口数50524人。该镇地处城乡接合部，移动互联网接入和家庭光纤宽带普及全镇，居民经济收入水平和社会信息化发展水平对于我国农村未来的发展趋势具有一定的代表性，是研究新媒体环境下农村中年居民健康信息获取行为的理想样本地区。

采用两阶段抽样：第一阶段，采用单纯随机抽样在小蚌埠镇确定10个农村社区作为抽样社区；第二阶段，在每个农村社区采用选择性配额抽样选取10名受访者。对受访者开展入户调研。

样本纳入标准：①在农村社区连续居住时间超过6个月，②年龄在30—65岁，③确诊罹患一种或一种以上慢性病。样本排除标准：①中途退出调查，②身心状况不适合参与本次调研。

5.1.2 调研工具

本研究采用入户调研的方式，在社区医生的配合下，由经过统一培训的调查员向受访者介绍调研的目的和问卷填写说明。调研内容分为三个部分：健康信息素养自评、在线健康信息检索行为测试和半结构化访谈。调研材料详情见附件一。

1. 健康信息素养自评

因为本次调研问卷需要收集的内容较多，为了提高居民参与调研的配合度，调研中采用罗丹等学者汉化并修订的日常健康信息素养简明自评问卷（EHIL-10）[①]，完成对受访者健康信息素养的评测。该问卷包括两部分，第一部分为调查对象的社会人口学基本情况，即性别、年龄、教育程度、职业类型、网龄等情况。第二部分为健康素养自评问卷，包括14个条目，经因子分析得出4个维度：健康信息意识（Health Information Consciousness，HIC）、健康信息获取（Health Information Seeking，HIS）、健康信息评价（Health Information Evaluation，HIE）和健康信息应用（Health Information Application，HIA）。本环节通过这4个维度大致测量居民的健康信息素养，以便与居民的实际在线健康信息获取行为测试结果作相关分析，探索农村社区居民的在线健康信息获取能力是否与其健康信息素养自评有关。

2. 在线健康信息检索行为测试

该部分要求受访者利用互联网完成三个测试题目，分别为：①找出1个您认为最佳的健康知识网站；②从该网站上选择3篇与您健康状况相关且是您最感兴趣的文章保存到本地磁盘上；③依据您的健康状况选择一种慢

①罗丹，周花，杨秀木，等. 日常健康信息素养自评问卷（EHIL-10）的修订及初步应用[J]. 包头医学院学报，2019，35（09）：81—85，88.

性病，利用互联网找出您认为最佳的治疗方案。该环节是在调研人员不参与指导的情况下，让受访者自主利用互联网在线查询健康信息，受访者的测试行为全程录屏记录。调研该环节的目的是为了切实考察受访者通过网络查询、获取、甄别和保存健康信息的行为，并且利用DISERN量表，评估每位受访者所选择健康信息网站的可靠性以及所选治疗方案的信息质量，通过量表得分量化受访者的在线健康信息获取行为能力水平。DISERN量表由大英图书馆和牛津大学开发[①]，分为两个部分：第一部分共有8个条目，总分40分，用来评估网站的可靠性；第二部分共有7个条目，总分35分，用来检测治疗方案文章的质量。这两个部分的总得分可以反映出受访者获取高质量在线健康信息的行为能力水平。

3. 半结构化访谈

半结构化访谈问卷围绕“检索过程和策略”和“网站健康信息质量评价”两部分开展。由调查员与受访者进行深入交流，了解受访者选择健康信息网站的标准，甄别信息质量的方法以及在获取健康信息过程中遇到的困难。访谈过程全程录音，调研结束后，通过录音回放提取整理每位受访者对15个访谈问题的回答，并提炼出农村社区中年居民获取在线健康信息面临的障碍。

5.1.3 质量控制

在开展调查前，对调查人员进行统一培训，制定调查说明，规范调查程序。调查结束后，由专门的质控员回收问卷及音频和视频数据，检查问卷填写的完整性和有效性。

① Deborah C, Sasga S, Gill N, et al. DISCERN: an instrument for judging the quality of written consumer health information on treatment choices [J]. Journal of Epidemiology and Community Health, 1999, 53(2): 105-111.

5.2 结果

5.2.1 样本概述

本次调研最终纳入70个样本，基本情况见表5-1。

表5-1　调查样本基本情况

基本情况	赋值	人数	百分比	基本情况	赋值	人数	百分比
性别				互联网使用时间			
男	1	39	55.71%	1年及以下	1	12	17.14%
女	2	31	44.29%	1—3年	2	14	20.00%
年龄				3年以上	3	44	62.86
30-45岁	1	27	38.57%	手机使用时间			
46-60岁	2	33	47.14%	没用过	1	0	0%
61-65岁	3	10	14.29%	1—3年	2	6	8.57%
文化程度				3年以上	3	64	91.43%
小学及以下	1	9	12.86%	慢性病情况			
中学/中专/技校	2	56	80.00%	罹患1种慢性病	1	42	60.00%
大学及以上	3	5	7.14%	罹患2种及2种以上慢性病	2	28	40.00%
职业类型				首次确诊罹患慢性病时间			
企事业单位员工	1	29	41.43%	1年以内	1	7	10.00%
务农	2	10	14.29%	1—3年	2	24	34.29%
自谋职业者	3	19	27.14%	3—5年	3	12	17.14%
无工作	4	12	17.14%	5年以上	4	27	28.57%

5.2.2 健康信息素养自评

本次调查居民健康信息素养平均得分为46.21分，其中，最高分为56分，最低分为34分。70个受访者中得分不低于40分的人数占91.4%（64人），调查显示大部分居民健康素养处于中上等水平。经统计学软件SPSS分析得出，4个子维度中健康信息应用维度（*mean* = 7.91，*SD* = 0.37）得分最低。各个维度得分统计数据见表5-2。

表5-2 70个样本健康信息素养自评描述

	维度1(HIS)	维度2(HIE)	维度3(HIC)	维度4(HIA)	HIL总分
Mean	12.80	14.30	11.20	7.9143	46.2143
SD	2.236729	2.98960	1.04396	0.37078	4.89570

健康信息素养自评问卷的单因素分析结果表明，除了性别（P =0.04）、教育程度（P = 0.01）、互联网使用时间（P = 0.04）以外，其他社会人口学因素与健康信息素养评分结果均没有显著差异（P > 0.05）。原因可能是由于本次调研样本量偏少，社会人口学因素对于健康信息素养的影响作用有待后续开展更大规模调研以进一步说明。单因素分析结果见表5-3。

表5-3 健康信息素养得分的社会人口学因素差异

社会人口学因素	均值	标准差	*t/F*	*p-val*
年龄			0.249	0.781
31—45岁	46.4444	4.27275		
46—60岁	46.3333	5.20016		
60—65岁	45.2000	5.78888		
性别			-2.135	0.036
男	45.1282	5.08444		
女	47.5806	4.34951		
教育程度			4.992	0.010
小学及以下	42.7778	5.21483		
中学/中专/技校	47.0893	4.56181		
大学	42.6000	4.39318		
职业类型			1.354	0.265
企事业单位员工	47.2414	4.32744		
务农	44.3000	4.92274		
自谋职业者	45.1579	5.22029		
无工作	47.0000	5.34279		
互联网使用时间			3.334	0.042
1年及以下	43.0000	5.78399		

续　表

社会人口学因素	均值	标准差	t/F	p-val
1—3年	46.9286	4.68162		
3年以上	46.8636	4.44915		
手机使用时间			0.039	0.844
没用过	0	0		
1—3年	45.8333	7.88458		
3年以上	46.2500	4.61536		
慢性病情况			0.010	0.921
罹患1种慢性病	46.1667	4.50970		
罹患2种以及上慢性病	46.2857	5.50997		
首次确诊慢性病时间			0.478	0.699
1年以内	45.0000	4.00000		
1—3年	46.2500	6.03792		
3—5年	46.2500	3.62128		
5年以上	46.9259	4.55670		

5.2.3 行为能力测试

研究通过DISERN量表（满分75分）对受访者的在线健康信息检索行为作了量化分析，三个任务的测试结果详情见附件四。分析显示，70位受访者的平均得分为37.4分，处于中等偏下水平，得分处于20~40分的人数占44.29%，得分处于40~60分的人数占45.71%，得分在10分以下的占10%，可见大部分受访者的在线健康信息获取能力较弱。该量表第一部分（满分40分）是用来检测受访者所选网站的可靠性，平均得分为23.83分，说明受访者查询的健康信息网站质量普遍偏低，量表第二部分（满分35分）是用来检测受访者获取的疾病治疗方案的可靠性，平均得分为13.57分，说明受访者获取到的文章质量普遍低下，绝大部分受访者甄别在线健康信息质量的能力严重不足，获取高效健康信息的能力水平有限。DISERN量表得分统计见表5-4，得分情况见附件五。

表5-4 DISERN量表得分统计情况描述

	第一部分	第二部分	*Total*
均值	23.8286	13.5714	37.4
标准差	9.31723	5.99896	13.77395

任务一：利用互联网，找到最佳的包含疾病健康知识的网站

70位受访者中有64位受访者能通过互联网找到包含健康信息的网站，完成该项任务。其中，64.1%的受访者选择了专门的健康信息类网站，如百科名医网、中华康网、39健康网等；23.4%的受访者将百度作为搜索健康信息的最佳网站；12.5%的受访者选择了其他类网站作为搜索健康信息的最佳网站；8.6%的受访者没有完成该项任务。通过回放录屏资料发现，绝大多数受访者选择最佳健康信息网站具有很大的随机性，很少有受访者能够根据网站访问量和权威信息等指标来选择最佳的健康网站。

任务二：根据自身健康状况，在所选网站上保存3篇健康信息文章

70位受访者中65位受访者能够根据自身状况完成该项任务，其中，35.4%的受访者在保存文章时存在困难，每位受访者保存的3篇文章中基本上都包括了疾病预防和治疗类文章。在保存文章时存在的主要困难包括以下四点：一是受访者不会操作互联网；二是个别网站内下载或保存文章需要收费，只能保存网页链接；三是个别网站保存文章前需进行注册，步骤比较繁琐；四是健康信息网站内文章种类繁多，部分文章标题带有夸张成分，影响受访者选择最佳文章。比如样本4在此过程中，花费了大量时间来甄别高质量文章。

任务三：利用互联网，选择一篇关于某种慢性病最佳治疗方案的文章

92.9%的受访者都顺利地完成了此项任务，利用DISERN量表评估文章质量的结果显示，得分均在30分以下（满分35分），其中，90%的受访者得分低于20分，可见大部分受访者获取的文章质量较低。通过浏览受访者所选的治疗文章可见，文章来源大多没有指明文章作者、发布机构、发布日期以及参考书目等，文章内容个人主观意识较强，且对于治疗方案的描述也较为笼统，可见大部分受访者都不具备根据文章信息来源、信息透明

度等标准来甄别文章质量的技能。

通过回放录屏视频资料观察到，完整完成该项任务的64位受访者中，89.1%的受访者都是直接利用搜索引擎（其中，百度搜索引擎占比52.6%）输入慢性病治疗方案等关键词来检索文章，10.9%是直接通过医学健康资讯类网站查找疾病治疗类文章。其中，利用搜索引擎获取的文章主要来源于百科知识、经验问答等，这类文章的DISERN量表评分较低，涉及的治疗方案大多来源于个人主观意识，也大多未能描述治疗方法的效果和风险。不仅如此，搜索引擎直接检索出的信息纷繁复杂，受访者难以做出正确判断，个别受访者甚至选择与医学健康无关的网站文章作为最佳治疗方案文章，比如样本18，他所选的文章来源时尚领域网站，内容不够真实详尽，文章质量低下。

然而，10.9%的受访者利用医学资讯网站查询的治疗方案质量也较低，量表得分最高为25分，导致评分普遍不高的原因主要有两点：一是大部分受访者不会利用健康信息网站的分类导航功能来快速检索治疗方案，他们选择方案还带有很大的随机性，往往是文章标题吸引力强，但是内容单调且文不对题；二是因为个别受访者难以鉴别夹杂广告的标题栏，在无意识的情况下点击了网站链接广告，比如样本29、样本38以及样本44等在利用搜索引擎检索相关疾病治疗方案时，点开了含有广告链接的文章并保存到了本地磁盘中。

5.2.4 半结构化访谈

访谈结束后，对录音材料进行整理，共有56名受访者完成了该项任务。将所有问题的回答归纳整理为10条，结果见表5-5，原始数据见附件六。

表5-5　56个受访者的半结构化访谈结果分析

问题	结果	分析
1.您是通过什么搜索引擎了解到健康信息网站？你之前访问过这个网站吗？	31人使用百度，12人使用360搜索，10人使用搜狗，1人使用QQ浏览器，2人未使用搜索引擎仅用微信公众号 其中36人以前访问过该网站，20人没有访问过	使用百度作为搜索引擎的受访者占总人数的55.4%，百度是部分居民经常使用的搜索平台
2.你为什么选择这个网站而没有选择其他网站呢？	8人认为网站比较方便；12人表示是个人习惯；9人肯定网站的内容；8人肯定网站的可信度；4人表示是随机选择的；15人表示不清楚	选择原因主要：搜索方便、网站来源官方、内容全面具体，与自身病情比较符合
3.您如何判断该网站是提供健康信息最好的网站？	7人通过网站知名度判断；6人通过文章来源；12人通过网站内容质量；20人通过与其他网站、自身病情以及医生建议作对比；4人表示网络信息只是参考；5人不知道如何判断；2人未发表观点	主要判断标准：网站知名度高，网友评价好，网站来源官方权威可靠，网站内容丰富，广告较少，文章质量高，与自身病情相符合等
4.您感觉找到这类健康信息网站有困难吗？保存感兴趣的文章有困难吗？如有困难，哪些步骤让你感到困难？	4人表示找到网站有困难；9人表示下载或保存文章有些困难	大约有16%的受访者在获取网络健康信息时有困难，主要困难在于：不会操作，不会保存链接，下载需要收费等
5.您对该网站的第一印象如何？即对于网站的首页布局感觉如何？	52人表示网站还可以，不错；2人表示可信度不高，有虚假信息；2人没有表明态度；42人认为网站的布局合理；4人认为网站有垃圾广告，影响阅读；3人没有关注该方面；7人没有表明态度	大部分受访者都对于健康信息网站的布局安排表示认同，只有一小部分受访者认为虽然布局合理，但还是有垃圾广告
6.该网站在设计上哪些方面让你满意？	26人对于网站较高的搜索效率以及提供了全面、易懂的健康信息比较满意；5人对于网站提供专家在线答疑栏目很满意；25人没有给出明确回答	大部分受访者表示：版面详尽清晰，分类明确一目了然，搜索信息全面，设置专业医师在线解答，无广告插件和链接等

续　表

问题	结果	分析
7. 网站在设计上有哪些方面让你不满意？	18人对于网站弹出垃圾广告很不满意；38人表示没有不满意之处，都很满意	不满意之处：网页经常弹出大量广告链接和咨询框，影响文章阅读以及虚假宣传等
8. 该网站对您最有帮助的健康信息是什么？是否提供了您以前不了解的信息？	24人认为慢性病的治疗方案最有帮助；5人认为疾病预防知识最有帮助；11人认为疾病康复保健有帮助；16人未给出明确回答；54位受访者表示学到了新知识；2人态度不明确	一半受访者认为健康网站带来的最大帮助是提供了疾病的治疗方案，并且从健康信息网站中能够获取新知识
9. 您如何判断网站信息内容的可靠性？	16人结合自身病情症状作比对；10人咨询医生判断；5人通过亲身实践；6人通过网站提供的内容是否客观专业判断；9人凭感觉；4人通过与其他网站的信息进行对比判断；6人不清楚如何判断	无法辨别网站信息可靠性的受访者占10%左右，大部分受访者主要判断方法为：结合自身病情、询问医生、亲自尝试网站指导方案、内容来源专家等
10. 您还会再来访问该网站吗？您会把该网站推荐给家人及朋友吗？	51人表示还会再次访问，2人表示否定，3人未发表态度；51人表示会推荐，2人表示否定，3人未发表态度	绝大多数受访者认为网站简单易操作，提供了较为专业的信息，愿意再次访问并推荐给他人；不会再次访问的受访者表示从网络上了解的信息比较浅，不可信，因此不会推荐给其他人

1. 在线健康信息检索策略

（1）搜索引擎的使用

访谈结果显示，57.1%的受访者都选择百度作为查询获取健康信息的搜索引擎，百度作为家喻户晓的搜索门户，受访者不需要专业的检索技巧就能快速获取到多条相关信息，这成为大多数受访者首选百度的原因。96.4%的受访者直接将搜索引擎作为检索健康信息的查询入口而并没有选择专门的医学健康信息网站，说明目前权威健康信息网站的群众知晓度和选择率依然较低。35.7%的受访者表示此次受访是自己第一次查询获取在线健康信息文章，说明仍有部分居民不会主动利用互联网查询健康信息知识。

> 我感觉百度在所有的网站中是比较可信的，所以需要查找一些信息，百度里面都有。（样本7）

> 因为该网站涉及内容比较广泛，观看中发现其可行性、可取性、信任度都比较好。（样本39）

> 因为该网站有专家审核标志，有医生基本信息以及无广告。（样本59）

（2）在线健康信息网站的选择

关于受访者选择该网站的原因，访谈结果显示，14.3%的受访者表示因为该网站用起来比较方便；21.4%的受访者表示使用该网站是个人习惯；16.1%的受访者表示该网站内容丰富；14.3%的受访者肯定了该网站的可信度。由此可见，大部分受访者明确自己选择该健康信息网站的原因，且选择该网站的主要原因有搜索方便、个人习惯、内容全面齐全、可信度高等。即便如此，仍有33.9%的受访者并不清楚为什么选择该网站，选择网站带有一定的随机性。

> 我也不知道该选择哪个网站，以前也没有访问过该网站，这次访谈在访谈调查员的指引下，随机选择了这个网站，我也无法判断出该网站是好是坏。（样本9）

关于如何判别该网站是提供健康信息的最好网站，56位受访者从网站的知名度、网站内容的质量、文章来源等方面作出回答，12.5%的受访者是通过网站的知名度来判断，10.7%的受访者是通过文章的来源判断，21.4%的受访者是根据网站内容的质量来判断的，35.7%的受访者是通过与其他网站、自身病情以及医生建议做对比来判断，7.1%的受访者表示对于网站提供的信息只作为参考，不会相信。虽然每位受访者的判别方法各有不同，但大致上都是通过将几个健康信息网站从文章内容、文章来源以及网站知名度等方面作对比，从而选择出他们认为比较好的网站。通过访谈结果可见，大部分受访者都具备初步判定网站好坏的能力，但是仍有12.5%的受访者不清楚判定健康信息网站可靠性的方法，他们认为该网站中只要涉及大量疾病治疗类健康知识就是最佳网站，而对于如何甄别站内文章的真实度，他们并不清楚。

我觉得该网站用起来比较方便，内容通俗易懂，想知道什么，百度一下，就能查到，很方便。（样本4）

我没怎么用过百度之类的搜索引擎，在刚才搜索引擎提供的健康类网站中，我也是随机选择的，对于怎么评价该网站的优劣，我也不知道。（样本9）

（3）在线健康信息的保存

根据访谈结果显示，7.1%的受访者表示找到该类健康信息网站有困难，83.9%的受访者表示保存文章链接很容易，但仍有16.1%的受访者表示保存感兴趣的文章有困难，主要困难在于：不会操作电脑，无法找到保存选项以及保存某些文章需要收费等。说明大部分中年居民掌握了如何保存在线健康信息的能力，但在实际操作中仍有少部分居民能力欠缺。

找到该网站也不是很困难，打开网页浏览器搜索这类文章能够很容易地找到。保存文章以前觉得不困难，现在发现有些文章在保存的时候需要注册登录，甚至会收费，感觉比较繁琐。（样本22）

2. 在线健康信息评价

（1）网站布局

访谈结果显示，75%的受访者认为网页的布局设计还不错。当问及对于该网页设计的哪些方面比较满意时，44.6%的受访者表示不清楚，46.4%的受访者对于网页的搜索效率以及搜索所得的内容比较满意，他们认为该网页在查找信息时搜索速度比较快，查找信息比较容易，内容丰富；9%的受访者比较满意于网页内有专家答疑，能够比较及时地解决自己的问题。当问及受访者对于网页设计不满意的方面时，67.9%的受访者表示没有不满意之处，32.1%的受访者对于网页中穿插了大量广告链接表示相当不满意，他们表示在浏览文章时，经常弹出广告窗口，需要反复关闭这类窗口，严重影响阅读体验，有时候一些带有广告信息的链接较为隐蔽，他们往往因为点开了标题十分吸引人的文章，结果发现文中含有大量产品推广信息。总之，大部分受访者向调查员表示，他们不是太关注网页的布局和设计，他们更加注重网页的内容是否广泛丰富，能够快速获取到对改善身体状况有帮助的信息就是最有效的网站。

> 我感觉这类健康信息网站布局设计都差不多，最不满意的就是在浏览网页时，时常弹出医生咨询广告，点击关闭后还会反复弹出。（样本2）
>
> 我认为该网站首页设计得还可以，疾病的分类较为明显，不满意的就是网页的字体比较小，广告多，影响权威性。（样本61）

（2）在线健康信息内容价值

访谈结果显示，96.4%的受访者都表示通过健康信息网站获取到了新知识，当问及该网页的哪些健康信息对于受访者最有价值时，28.6%的受访者没有给出明确回答，42.9%认为疾病的治疗方案对自己最有价值，而且91%的受访者表示会再次访问该网站，会将该网站推荐给身边的亲朋好友，个别不愿意再次访问该健康信息网站的受访者表示，自己不相信网络健康信息的真实度，更倾向于去医院就医，听从医生的指导意见。

> 该网站对我最有帮助的信息是疾病的预防改善知识，我从互联网上也学到了很多之前不了解的知识。但是我还是认为网上信息不是太可靠，我一般不会通过互联网寻医问药，身体有毛病了还是会到正规医院对症下药。这次访谈结束后，我再来访问这种网站的可能性很小，也不会把这个网站推荐给家人，网络只能帮助我们很浅显地获取健康知识，还是要去医院咨询。（样本30）

（3）在线健康信息质量评价

访谈结果显示，91%的受访者都能通过一些方法甄别信息的可靠性，其中，28.6%的受访者通过比对自身病情症状与文章描述观察两者是否一致相符，从而鉴别网站信息的可靠性；17.9%的受访者通过咨询专业医生来判断；10.7%的受访者通过网站的浏览量以及其内容是否客观专业来判断；8.9%的受访者根据网站提供的信息来进行自身实践来判断信息是否可靠，

16.1%的受访者是凭感觉判断的；7.1%的受访者是通过与其他网站的信息做对比来判断是否可靠的。另有10.7%的受访者表示网站文章五花八门，自己并不清楚如何判断其可靠性，由此可见，部分受访者不具备甄别网站可靠性的能力，在获取真实可靠的健康信息时存在困难。

在网上搜索进行对比，有时候不明白的还会咨询专业医生，以此来判断搜索到的信息是否可靠。（样本2）

首先，该网站有专家审核的标志，其次，如果是不正规的小网站会有各种广告推送，而正规健康网站一般没有广告的推送。（样本59）

3. 意见和建议

访谈结束之际，我们对访谈录音进行总结分析，归纳部分受访者对于获取在线健康信息的意见和建议。见表5-6。

表5-6 受访者的建议

	归纳描述
建议一	希望政府相关部门能够进行网络获取健康信息的培训，重视居民的在线健康信息知识学习，教授居民查询获取高质量健康信息的方法
建议二	希望能够可以减少广告，规范网站的相关信息
建议三	尽量用通俗化语言表述专业性知识，便于老百姓理解
建议四	互联网中的信息参差不齐，希望相关网站提供更有权威性的治疗方案
建议五	希望网站可以更加完善，提供更多的免费平台

5.2.5 个案分析

为了分析健康信息素养自评与实际在线健康信息获取能力的主、客观差异，本研究选择三个具有代表性的样本作个案分析。

1. 案例选择

样本3，女，51岁，健康信息素养自我测评量表取得满分56分，在健康信息意识、健康信息获取和健康信息应用三个维度上均获得最大值。但其在实际在线检索操作环节中表现不佳，DISERN量表得分只有34分，得分不高，可以发现该访谈者自评结果与实际测量结果差距过大。

样本38，女，45岁，健康素养自评量表得分为51分，属于上等水平，在线健康信息检索行为DISERN量表得分为39分，其所选治疗方案的质量评分仅为7分，得分过低。由此可见，该受访者自评结果与实际测量结果差距较大。

样本60，男，38岁，健康素养自评量表得分49分，属于中等水平，在线健康信息检索行为DISERN量表得分为30分，其所选择的最佳的治疗方案的质量评分仅为7分，得分过低，该网站虽为比较专业的健康网站，但该受访者选择的治疗方案仅是对几种不同胰岛素的介绍，并没有说明该药物的治疗效果和风险。由此可见，该受访者自评结果与实际测量结果差距较大。

2. 案例评析

通过观察所选个例的在线检索行为，可以发现他们选择搜索引擎提供的健康信息带有很大的随机性，并不是根据文章的来源机构和阅读量等因素来选择高质量的健康信息文章，在查询疾病的最佳治疗方案时，他们均选择了与医学健康领域关联不大的其他领域网站上提供的一篇文章，结果利用DISERN量表测量出的文章质量得分极低，可靠性也较低。相关分析结果表明，居民健康信息素养得分与其在线健康信息行为能力测试得分呈弱相关（Pearson = 0.133，$p = 0.271$）。

结果表明样本3、样本38以及样本60在查询保存健康信息方面基本没有太大困难，但是实际测量结果显示，他们并不会根据网站类型、信息来源、网友评价等因素来获取高质量的健康信息，最终发现了导致受访者实际检索行为能力水平不高的原因，除了网站缺乏专业的健康知识以及知名度之外，还与居民缺乏鉴别高质量健康信息的教育培训有关。

5.3 讨论

本研究使用定性和定量研究相结合的方法调查了70位农村社区慢性病患者获取在线健康信息的现状，并综合评估了他们的健康信息素养水平、在线健康信息获取能力，并总结出他们在获取在线健康信息时所面临的障碍。通过利用问卷自评，我们发现农村慢性病患者在线信息获取水平处于中等水平，尽管他们对于自身健康信息素养评价很高，但实际的在线获取能力与自评结果差距较大。绝大多数受访者都能认识到获取健康信息的重要性，但是对于获取健康信息的主动性不强。此外，大多数受访者难以甄别网络健康信息的质量，缺乏筛选高质量在线信息的技能。虽然大多数受访者对于如何判断在线健康信息的优劣有一定的方法，但是通过行为能力的测试来看，他们并没有按照所设想的方法来获取高质量的健康信息，而仅仅是凭主观感觉来判断的，在选择的过程中带有一定的随机性，甚至一些居民选择的健康信息是带有大量广告的。

定量研究结果显示，所有受访者健康信息素养自评得分均在30分以上，得分不低于40分的人数占九成以上，说明绝大多数受访者健康素养自评水平处于中上等。60岁以上的受访者健康素养得分较低，且通过SPSS软件分析结果得出，受访者健康信息素养与其性别、教育程度以及使用互联网时间的长短有显著性相关，女性比男性健康信息素养得分要高，这与Basch CH、沈默等人[①-②]的研究结果相似；使用互联网超过三年的受访者健康素养得分要高于三年以下的受访者，这与刘珍[③]等人的研究结果相似。中学及以上学历的受访者健康素养得分要高于小学文化程度的，这与前期的相关研究[④-⑤]相同，但由SPSS结果可看出大学学历的受访者健康素养自评得分较低，这可能是本次抽取的样本量中大学文化程度的人数较小的缘故。对70位受访者的实际在线检索行为定量分析结果显示，DISERN量表得分处于20~40分的人数占44.29%，得分处于40~60分的人数占45.71%，得分处于10分以下的占10%，说明大多数受访者的实际健康信息获取能力处于偏低

① Basch C H, MacLean S A, Romero R A, et al. Health iInformation seeking behavior among college students [J]. J Community Health, 2018,43(6): 1095—1099. doi: 10.1007/s10900-018-0526-9.

② 沈默.大学生网络健康信息搜寻行为及其影响因素研究[D].杭州:浙江大学，2018.

③ 刘珍，张晗，张艳，等.郑州市农村老年人电子健康素养现状及影响因素分析[J].现代预防医学，2020，47(02)：284—286，309.

④ Wang Fuzhi, Luo Aijing, Luo Dan, et al. The association between health information attitudes and skills in patients with chronic disease in China [J]. Global Health Promotion, 2016, 23(4): 59-69.

⑤ 罗丹，陈兴智，付连国，等.安徽省农村社区45～60岁居民健康信息素养现状及影响因素研究[J].泰山医学院学报，2016，37(06)：601—604.

水平。其中，利用DISERN量表测评文章质量的得分多在10~20分（满分35分），说明绝大多数受访者缺乏获取高质量信息的技能。结合健康素养自评结果与DISERN量表检测结果，可以发现大多数居民对于健康信息的意识、查询、评价和应用能力的自我评价过高，实际上，农村慢性病患者在线获取健康信息的能力有限，尤其是获取高质量的疾病治疗、预防、保健和康复等健康信息的能力严重不足。

定性研究结果显示，56位受访者获取健康信息的方式大多是通过综合门户网站（如百度）直接检索健康信息，而通过专业的健康医学网站获取健康信息的受访者占比较低；受访者大多具有较强的健康信息获取意识，且大多都能利用互联网查询并保存健康信息，但是对于找到高质量且可靠性高的健康信息的技能相对缺乏，甄别高质量在线健康信息的能力不足，10.6%的受访者根本不清楚如何评价一篇有关健康信息的文章，另有16.1%的受访者是凭自己的主观感觉获取健康信息的。除此之外，大部分受访者更加关注网站内容的丰富度，而对于内容本身的真实度和可靠性关注较少，说明绝大多数农村居民对于获取高质高效的在线健康信息的意识较为缺乏。

综上所述，本研究发现，农村慢性病患者在线获取健康信息存在以下几个方面的问题：一、文化程度不高，不会使用互联网且难以理解网站中与疾病知识相关的专业术语；二、缺乏判断网络信息可靠性和真实度的基本方法，这在一定程度上限制了居民对在线健康信息的高质量运用；三、权威专业的医学健康信息类网站资源缺乏且知名度较低；四、部分网站页面布局复杂，缺乏适当的引导信息，这使得使用者的检索效率降低；五、网站文章质量参差不齐，而且广告链接较多，影响获取文章的效率。

第六章　面向移动用户的在线健康信息质量评估
——以健康类微信公众号为例

“计算机不太会使，俺孩子会，俺使手机上网。也查过糖尿病怎么治，但是不敢相信网上讲的东西，真真假假。”

——山东省济南市平阴镇东三里村居民

6.1 研究方案

6.1.1 背景

随着信息技术的发展，基于互联网的新媒体应用平台正成为公众获取健康信息的重要途径。与传统的健康信息来源相比，基于互联网的在线健康信息分布广泛，内容丰富，形式多样，增长迅速。另外，许多网站经常提供与网络信息，甚至与商业利益无关的虚假内容的链接①。因此，对在线健康信息质量的评价引起了全世界的关注。

中国人民大学进行了一项研究，研究了中国健康信息服务的质量，并通过自我构建的评价体系，发现隐私保护、信息完整性、可访问性和信息

① Hou X R, Chen J Y, Zhao W L. Quality analysis of public medical and health information on the internet [J]. Chinese Journal of Health Informatics and Management, 2014, 11(1): 38-42.

服务的平台响应都是影响用户参与改进的重要因素。武汉大学的另一项研究建立了一个在线健康信息质量评价标准系统，由2个主要指标、7个二级指标和7个三级指标组成。此外，该研究还建议从用户的角度对健康信息网站的建设和网络健康信息质量的提高提出建议①。这些文章使用自我编译的评估工具来研究在线健康信息的质量，而国际上对在线健康信息的评价大多使用比较成熟的评估工具。一项对18个国家的70项关于在线健康信息质量的研究的综述显示，全球最常用的评估工具包括DISCERN、HONcode、JAMA、LIDA等。70项研究的统计结果表明，大约50%的研究对在线健康信息进行了完全负面的评价，其中27.1%的研究对在线健康信息的评价既有肯定的，也有否定的。负面评价的主要原因包括网站组织者和赞助商的信息不透明，疾病描述和药物信息不准确，没有披露信息的来源和作者的身份。中国和美国的在线健康信息服务的另一个比较分析显示，在线健康信息服务在中国的认证主要涉及官方网站认证和互联网药品信息服务认证，而美国主要关注的是HONcode（健康信息质量认证）和TRUSTe（网站安全认证）。虽然不同的网站认证系统的内容相似，但中国健康网站认证系统更注重评估外部功能，如网站结构和服务，但缺乏在线健康信息质量的评估。

与传统的健康信息传播相比，基于微信的健康信息传播更方便。用户可以通过移动终端进行简单的共享操作，将健康信息“发送”到一个广泛的社交范围内。因此，作为一种新的互联网信息传播媒介，微信对传播中国在线健康信息有特殊的影响。

作为腾讯推出的在线信息通信平台，微信公众号在世界各地的汉语社区都很受欢迎。根据腾讯在2018年发布的“2018年微信数据报告”，每月活跃的微信公众号的数量超过了350万，每月活跃的粉丝人数达到7.97亿。微信在华人居住的地区迅速普及，微信公众号已成为信息传播的重要手段。与移动平台上的应用程序不同，微信公众号在操作系统上没有不同。An-

① Deng S L, Zhao H P. Research on the standard framework of the quality and the content evaluation of online health information from user's perspective [J]. Library Inform Serv, 2017 (21): 30–39.

droid和iOS都支持访问微信公众号。与此同时，微信公众号还提供及时的信息推送，如与日常生活相关的内容，以及轻松幽默的写作①。

与健康相关的微信公众号正处于快速发展阶段。截至2019年4月22日，根据微信通信指数（WCI）前100名与健康相关的微信公众号共发表文章1.1万余篇，文章总访问量超过2.47亿（下载时间：2019年4月22日9：22）。与健康相关的微信公众号对公共卫生教育和健康促进有重要影响。然而，与健康相关的微信公众号的数量很大。从内容上看，有来自医疗机构的官方与健康相关的微信公众号，以及专门用于保健、疾病康复和其他卫生知识传播的信息服务公共账户。微信公众号的所有者包括公司、政府机构、非营利组织和个人。虽然公众从微信公众号获得与健康有关的信息很方便，但人们越来越怀疑通过微信公众号发布的健康信息的质量。为确保微信公众号的真实性和安全性，腾讯公司为微信公众号提供了身份验证服务。对于已验证的微信公众号，身份验证信息和微信身份验证唯一标识显示在账户的身份验证详细信息中。然而，认证不是强制性的，即使没有腾讯官方认证，个人和组织也可以申请微信公众号并发布与健康相关的信息。

近5年来，大量的研究探讨了微信公众号在健康教育②和健康干预领域的应用，但对与健康相关微信公众号及平台发布文章的质量仍缺乏普遍了解。本研究的目的是评估与健康相关的微信公众号的HONcode适用性，分析与健康相关的微信公众号发布的文章的适用性，为提高与健康相关的微信公众号的服务质量，优化在线健康信息传播环境并提供支持。

6.1.2 样本

为了评价微信公众号的影响，许多组织和公司提出了自己的评价标准。其中广泛使用的标准是北京清博大数据技术公司提出的微信传播指

① Wang C J. Eliminate false, keep true, the function of health-related WeChat public account in science population [J]. New Media Research, 2018, 4(19): 128-129.

② Li W, Han L Q, Guo Y J, et al. Using WeChat official accounts to improve malaria health literacy among Chinese expatriates in Niger: an intervention study [J]. Malar J 2016 ,15(1): 567.

数（WeChat Communication Index，WCI）。清博大数据是中国新媒体影响力评价标准的研究标准制定者之一。它为各类媒体、政府组织、中国新闻媒体（新华社、人民日报、中国国家广播等）和大型跨国企业提供了大量的媒体大数据技术服务，在业内具有较高的影响力。WCI包括四个主要指标（包括整篇文章的传播速率、每一篇文章的平均传播速率、标题传播率和最高传播速率）、8个二级指标和一组标准化分数的计算公式。更高的WCI值代表较大的WPA影响。最新的WCI版本是2017年1月更新的13.0版本。

我们搜索了清博大数据提供的WPA月表（2019年3月1—31日）的健康类别。选择WCI前100个与健康相关的微信公众号作为调查样本。与健康相关的微信公众号的排除标准如下：①以商品销售为主要目的，②宗教背景，③组织服务指南，④明显缺乏与健康的关系。最后，本研究中纳入了93个与健康相关的微信公众号。图6–1为健康类微信公众号的一些示例。

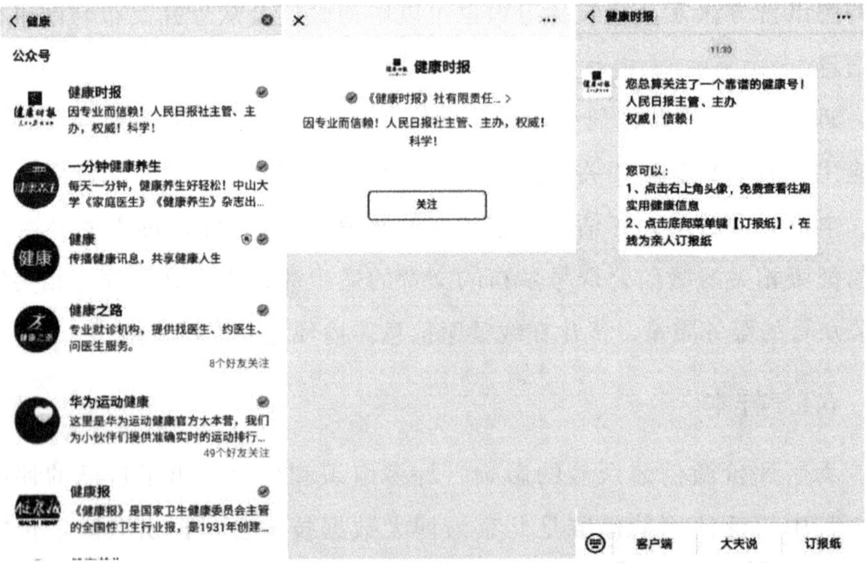

图6–1　健康类微信公众号示例

文章的样本池选取自每一个与健康相关的微信公众号在调查日期（2019年4月23日至5月5日）内发表的4篇文章，共有372篇文章。文章的排除标准如下：①重复的文章，②与健康知识无关的内容，③广告/新闻/通知，④视频或音频材料。最后，有210篇文章符合纳入标准。图6-2为与健康相关的微信公众号以及文章的搜索和筛选流程图。

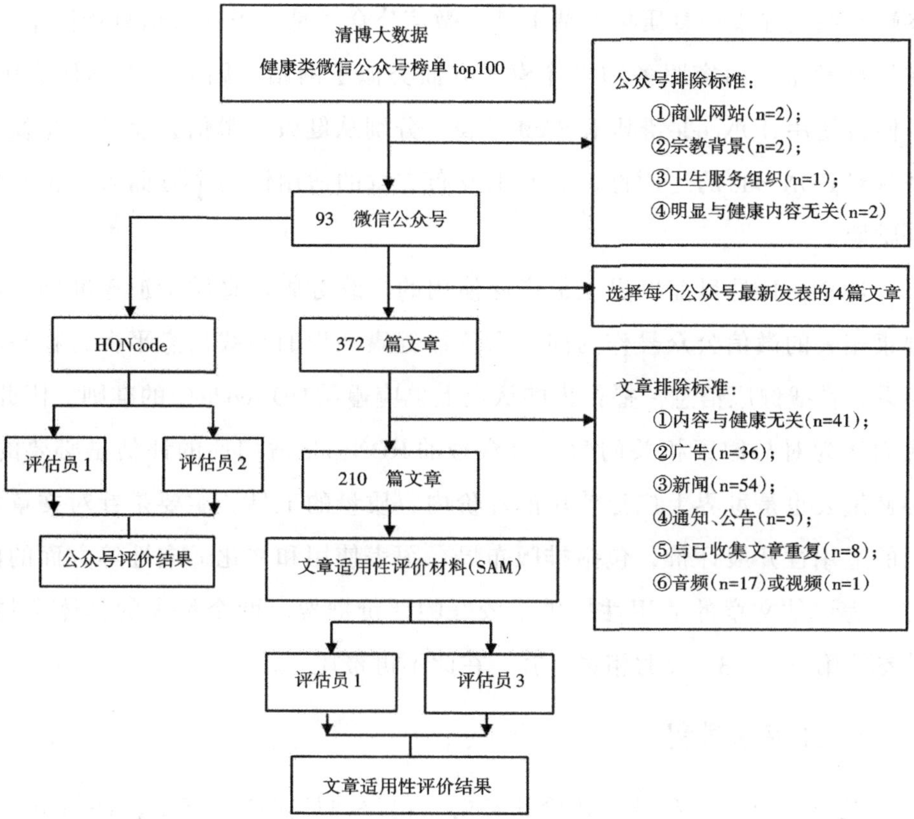

图6-2　健康类微信公众号和文章搜索与筛选流程

6.1.3 评价工具

评价在线健康信息质量的工具，如mHONcode，Michigan评估量表，LIDA量表和专门评估材料可读性的SMOG规则，但是这些工具都不能很好地适用于评估移动信息平台的健康信息质量。mHONcode适用于评估在Android系统和iOS系统上独立运行的与健康相关的App的质量，而微信公众号严格意义上来说并不是一个App，而是基于微信的一个信息传播平台。Michigan量表和LIDA量表，因为其中涉及较多关于浏览器页面布局、导航等内容的评价，更适用于评估基于浏览器的在线健康信息质量①。DISCERN则被设计用于评估在线治疗相关的健康信息的质量，而SMOG则缺乏对中文用户的支持。因此，就我们所知，目前尚没有一个专门适用于移动客户终端的在线健康信息质量评估工具。微信公众号是一类在线信息传播平台，在信息发布、内容服务和操作模式方面类似于网站。因此，在本研究中，我们将使用HONcode准则和SAM量表，分别从健康类微信公众号信息发布平台对HONcode的适用性，和其上发布文章的适用性两个方面来评价其信息质量。

HONcode是目前世界上最广泛使用的在线健康信息质量道德准则。与健康相关的微信公众号作为向公众传播健康知识的在线信息平台，在平台建设和在线健康信息传播行为的认定上也应遵循HONcode中的准则。因此，我们认为对与健康相关的微信公众号的HONcode适用性的评估是必要的。SAM量表也是世界上广泛使用的评价内容质量的工具，主要是针对文章材料的适用性开展评价，包括排版布局、图表使用和文化适应性等方面的内容，为评估文章的适用性提供了较好的评价框架。两个量表的具体资料，请参阅第三章3.3.1节的相关内容，在此不再赘述。

6.1.4 评估过程

健康类微信公众号的评价任务由三位评估员完成。其中，评估员1具有医学信息学硕士学位和7年的医学信息分析与研究经验，评估员2具有计算机科学硕士学位、公共管理博士学位和8年的软件开发经验，评估员3具有医学博士学位、临床医师资格证和10年的工作经验。应用6个微信公众号（3个经过腾讯认证，3个未经过腾讯认证）进行评价材料的预测试。三位评估员认真研究了简体中文版的HONcode量表的和英文版的SAM评价表单，以便更好地理解每一个条目的评估目的和意义。评估分两步进行：首先，评估员1和评估员2评估健康类微信公众号对于HONcode准则的依从

① Tanabe K, Fujiwara K, Ogura H, et al. Quality of web information about palliative care on websites from the united states and japan: comparative evaluation study [J]. Interact J Med Res, 2018, 7(1): e7

性；其次，评估员1和评估员3应用SAM量表，评估了健康类微信公众号发布文章的适用性。为了确保评价结果的一致性，以量表的子维度为评价单元，即所有样本的第N个子维度评估完成，再评价第N+1个子维度。评估过程采用并行方式进行，两位评估人员同时独立评估同样一份材料，对于有争议性的评估结果，通过实时沟通来解决。

6.1.5 统计分析

使用SPSS 17.0和Excel 2013来进行统计分析。所有数值采用均值±标准差表示。*SAM*评分结果的组内比较采用*t*检验，当$P<0.05$时认为差异有统计学意义。

6.2 结果

6.2.1 健康类微信公众号的基本特征

在93个微信公众号中，有66个微信公众号（70.97%）通过了腾讯的官方认证，另外的27个公众号则没有通过认证。微信传播指数WCI数值从877.62至1479.35，被划分为三部分：A级（前20%）1108.80<WCI<1479.35，B级（中间60%）909.10<WCI<1100.52，C级（后20%）877.62<WCI<907.74。经过认证的健康类微信公众号的拥有者主要是公司（80.30%），而未经过认证的健康类微信公众号的拥有者主要是个人（85.19%）。对于发布的文章类型，经过认证和未经认证的公众号是相似的，主要是综合性文章，其次是中医药文章。表6-1为健康类微信公众号的基本特征。

表6-1 研究样本描述和频数统计

经过认证（*n*=66）			未经认证（*n*=27）		
特征	*N*	占比	特征	*N*	占比
主体分类			主体分类		
公司	53	80%	公司	3	11%
非政府组织	12	18%	非政府组织	1	4%
个人	1	2%	个人	23	85%

续 表

经过认证（n=66）			未经认证（n=27）		
特征	N	占比	特征	N	占比
主体分类			主体分类		
WCI			WCI		
A级	17	26%	A级	3	11%
B级	35	53%	B级	19	70%
C级	14	21%	C级	5	19%
内容类别			内容类别		
中医药	5	7%	中医药	7	26%
合理膳食	2	3%	合理膳食	3	11%
运动健康	2	3%	运动健康	3	11%
精神健康	1	2%	精神健康	0	0
医学科学研究	2	3%	医学科学研究	0	0
重点人群健康	5	8%	重点人群健康	0	0
综合性信息	49	74%	综合性信息	14	52%

6.2.2 HONcode依从性评价结果

尽管经过认证的公众号在HONcode适用性上略微优于未经认证的公众号，但两者的适用性评价结果都不理想，主要表现在隐私、属性、合理性、透明性、财务披露和广告政策这六条准则上。而对于剩余的两条准则，适用性表现也是不均衡的。尽管大多数公众号给出了内容提供者的信息，但是很少有公众号核实这些内容提供者的资质。此外，绝大多数的微信公众号并没有申明他们提供的与健康相关的信息是用于辅助而非替代医疗决策，也没有清楚地标明所提供信息的适用目标人群。表6-2为93个健康类微信公众号的HONcode适用性评价结果。

表6-2　HONcode依从性的描述统计

原则	条目	选项	结果 已认证（n=66）	结果 未认证（n=27）
原则1：信息的权威性	1. 给出了为其行为和内容负责的组织或个人的一般信息，以及编辑或主要作者的信息	是的，给出了编辑或作者的名字	61（92%）	18（67%）
		否	5（8%）	9（33%）
	2. 提供了医学健康信息或建议	由专业人士提供	13（20%）	1（4%）
		对于非医学专业人士提供的健康信息进行了标注	2（3%）	2（7%）
		有一些未署名的医学健康信息	51（77%）	24（89%）
原则2：补充性/网站目的/目标人群	3. 声明健康信息旨在支持而非取代医患之间的关系	是	20（30%）	3（11%）
		否	46（70%）	24（89%）
	4. 陈述了创建公众号的目的或动机	是	63（95%）	26（96%）
		否	3（5）	1（4%）
	5. 陈述了公众号针对的适用人群	是	24（36%）	4（15%）
		否	42（64%）	23（85%）
原则3：隐私性	6. 描述了健康信息的隐私政策	是	13（20%）	5（19%）
		否	53（80%）	22（81%）
	7. 遵守所在地关于保护个人信息的法律规定	是	9（13%）	1（4%）
		否	1（2%）	0（0）
		不知道	56（85%）	26（96%）
原则4：属性	8. 给出最后的信息更新日期	是的，所有文章都如此	2（3%）	0（0）
		是的，所有包括医学健康信息内容的文章都如此	17（25%）	8（30%）
		是的，所有的页面都如此	3（5%）	1（4%）
		没有给出更新日期	44（67%）	18（66%）
	9. 标记了来自外部的信息资源	是的，但没有指明这些外部资源	4（6%）	2（7%）

续　表

原则	条目	选项	结果 已认证 （n=66）	 未认证 （n=27）
		是的，通过超链接指向外部资源	19（29%）	8（30%）
		是的，给出了外部资源的参考目录	58（88%）	20（74%）
		否，所有内容均是编辑小组原创的	1（2%）	3（11%）
原则5：合理性	10. 介绍了某种治疗方案或医疗服务的益处或功用	是的，所有信息都指明了可供参考的研究成果或文献	12（18%）	2（8%）
		是的，这些信息都是以我个人的研究或观点为依据	4（6%）	9（33%）
		否	50（76%）	16（59%）
原则6：透明度	11. 提供了Email地址或者联系方式	是的	15（23%）	4（15%）
		否	51（77%）	23（85%）
原则7：财务披露	12. 声明了公众号运行资金的来源	是	2（3%）	0（0）
		否	64（97%）	27（100%）
原则8：广告政策	13. 广告是公众号运行资金来源之一	有一整版描述了广告政策	2（3%）	0（0）
		规定编辑内容和广告要明确分开	6（9%）	5（19%）
		没有关于广告标语条的说明	58（88%）	20（74%）
		所有广告标语条都明确标注了“广告”一词	11（17%）	7（26%）
		广告没有被这样标注	41（62%）	16（59%）
	14. 声明了链接交换	是的，有一份声明准确地描述了我的公众号和其他公众号之间的关系	0（0）	0（0）
		是的，有一份声明通过提到这些交换中获得的商业利益，明确了我的公众号和其他公众号之间的关系	0（0）	0（0）

续 表

原则	条目	选项	结果 已认证（n=66）	 未认证（n=27）
		是的，但是没有关于链接政策的专门描述	22（33%）	7（26%）
		否	44（67%）	20（74%）
	15. 不显示广告	明确声明公众号不接受或显示任何广告	0（0）	0（0）
		没有这样的声明	66（100%）	27（100%）

6.2.3 微信公众号文章适用性评价结果

SAM量表包括6个维度（内容，素养要求，图形，布局，学习激励和文化适用性），具有较高的信度和效度，被广泛应用于在线健康信息材料的评价①。SAM量表包括22个条目共44分，得分越高表明适用性越好。结果分为三个等级：优秀（70%~100%），适用（40%~69%）和不适用（0%~39%）。

在SAM量表的6个子维度中，“布局和排版”得分最高（4.83分/6分），“图表”（5.167分/10分）和“学习动机激励”（3.68分/6分）得分最低。其余三个子维度的得分介于7.22分/10分~3.02分/4分，接近SAM评估问卷给出的平均分（34分/44分，77%）。为了更直观比较不同维度的得分，我们将SAM评分标准转化为百分制。89篇文章（42.4%，*Mean*：77.58，*SD*：5.50）满足SAM量表的“优秀”标准，118篇文章（56.2%，*Mean*：61.06，*SD*：7.01）满足“基本适用”标准，另外3篇文章（1.4%，*Mean*：38.64，*SD*：2.14）被评为“不适用”。本次调查文章的SAM总平均分为67.7（*SD*：10.93），提示样本的适用性评价结果为“适用”。表6-3为SAM评价量表的描述性统计结果。

① Robins S, Barr H J, Idelson R, et al. Online health information regarding male iInfertility : an evaluation of readability, suitability, and quality [J]. Interact J Med Res, 2016, 5(4): e25.

表6-3 SAM量表描述性统计结果

维度/条目	不适用	基本适用	优秀
内容	N(占比)	N(占比)	N(占比)
目标	0 (0)	23 (10.9%)	187 (89.1%)
主题内容	1 (0.5%)	96 (45.7%)	113 (53.8%)
范围	3 (1.4%)	117 (55.7%)	90 (42.9%)
总结/摘要	51 (24.3%)	100 (47.6%)	59 (28.1%)
素养要求			
阅读要求	60 (28.6%)	105 (50.0%)	45 (21.4%)
写作风格	28 (13.3%)	67 (31.9%)	115 (54.8%)
词汇	29 (13.8%)	109 (51.9%)	72 (34.3%)
上下文	1 (0.5%)	26 (12.4%)	183 (87.1%)
内容组织	13 (6.2%)	14 (6.7%)	183 (87.1%)
图表			
封面图片	42 (20.0%)	107 (51.0%)	61 (29.0%)
插图类型	24 (11.4%)	95 (45.3%)	91 (43.3%)
插图相关性	41 (19.5%)	94 (44.8%)	75 (35.7%)
列表/表格/图形	76 (36.2%)	73 (34.8%)	61 (29.0%)
图例/表例	103 (49.1%)	74 (35.2%)	33 (15.7%)
布局和排版			
布局	0 (0)	96 (45.7%)	114 (54.3%)
排版	5 (2.4%)	89 (42.4%)	116 (55.2%)
小标题	20 (9.5%)	11 (5.2%)	179 (85.2%)
学习动机激励			
互动	139 (66.2%)	66 (31.4%)	5 (2.4%)
行为模式	6 (2.9%)	48 (22.9%)	156 (74.3%)
动机	18 (8.6%)	47 (22.4%)	145 (69.1%)
文化适用性			
文化适宜性	1 (0.5%)	17 (8.1%)	192(91.4%)
文化形象与案例	34 (16.2%)	119 (56.7%)	57 (27.1%)

*t*检验结果提示经过腾讯认证和未经腾讯认证的微信公众号，其SAM量

表得分除了在素养要求维度差异有统计学意义（t=-2.418，P=0.02）之外，其他维度的得分没有统计学意义（P>0.05）。结果见表6-4.

表6-4　已认证和未认证微信公众号适用性评价结果差异(*Mean*, *SD*)

SAM评价维度	已认证	未经认证	t	P
内容	5.94(1.244)	5.70(1.049)	−1.362	0.18
素养要求	7.06(1.764)	7.70(1.612)	−2.418	0.02
图表	4.98(2.683)	5.72(2.582)	1.777	0.08
布局和排版	4.77(1.181)	5.00(1.019)	1.263	0.21
学习动机激励	3.70(1.135)	3.62(1.023)	−0.466	0.64
文化适用性	2.99(0.734)	3.11(0.670)	1.155	0.25

6.3 讨论

前期研究表明HONcode认证与由DISCERN评价的网站质量是显著相关的[①]。然而，本次调查发现健康类微信公众号的HONcode适用性较低，与泌尿系统疾病、埃博拉病毒疾病等非中文健康网站的HONcode适用性情况类似。通过对健康类微信公众号认证信息的分析，我们发现大部分经过认证的健康类微信公众号所有者是公司。除了健康类微信公众号之外，还可以通过互联网浏览器访问这些公司的网站，他们通过微信公众号发布的文章也发表在其网站上。进一步查看这些网页的网站后，我们发现本次调查的所有网站都没有经过HONcode认证。虽然关于非中文健康网站HONcode合规性的相关研究报道了一些HONcode认证缺失的案例，但本次调查结果显然也不乐观。依据相关的法律法规对网络信息平台的业务范围和内容进行检查，是我国在线健康信息质量监控的主要方式。这就要求对内必须做好网络信息平台运营者的合法性约束，对外做好网络信息平台的外部监控。此外，HONcode并不是一项严格的规定，而是一项关于网络信息发布的道德规范，它强调从网络信息平台的职业精神、道德良知和内部监控等方面

① Murray K E, Murray T E, O'Rourke A C, et al. Readability and quality of online information on osteoarthritis: An objective analysis with historic comparison [J]. Interact J Med Res, 2019, 8(3): e12855.

对网络信息提供者进行约束①。在本次调查中，我们可以发现健康类微信公众号的经营主体更多地关注对法律法规的遵守，而在网络信息隐私、正确性和透明度等伦理标准方面重视不够，这可能是健康类微信公众号 HON-code适用性较低的主要原因。

对于文章适用性评价结果为“基本适用”，这与已发表的在线健康信息适用性评价结果类似②。但在“素养要求”和“文化适用性”方面，健康类微信公众号得分显著高于部分非中文在线健康信息的得分。这可能是因为，与文化相对稳定的中国相比，欧美国家存在的广泛移民带来的社会文化认同、收入差距、疾病负担等问题较多，由此产生的文化和语言差异必然导致人民的健康相关行为和对在线健康信息的理解存在差异③。一方面，这种差异要求网站所有者在发布健康信息时必须考虑更多的文化适应因素；另一方面，这种差异也对用户的文化素养提出更高的要求。

从适用性评价的不同维度来看，健康类微信公众号发表的大多数与健康相关的文章都有友好的封面图片和吸引人的标题，清楚地描述了文章的目的，具有良好的布局、排版和文化适宜性。然而，微信公众号对于图表的使用缺乏规范，图标缺失是一个普遍存在的问题。超过一半的文章中包含了与文章内容关系不大的图片，有一些图片甚至体现出负面的夸张和刻板的文化特征。此外，在使用词汇方面，用户阅读文章不会存在太大困难，但是一些与中医相关的文章大量使用专业术语。虽然中医作为中华民族传统文化的重要组成部分，中医常识是大多数居民可以接受的，但是过于频繁地使用专业术语，仍会让读者对文章内容感到难以理解。

研究还发现目前我国尚缺乏适当的机制对健康类微信公众号的申请者加以监督。健康类微信公众号无论是由组织（公司、事业单位或非政府组

① Zhang H H, Ma J D, Di J P. Assessment on information quality of health websites [J]. J Med Informatics, 2014,35(3): 2-5.

② Tran B N N, Singh M, Lee BT , et al . Readability, complexity, and suitability analysis of online lymphedema resources [J]. J Surg Res, 2017, 213: 251-260.

③ Shen L N, Wang S M, Chen W Q, et al. Understanding the function constitution and influence factors on communication for the weChat official account of top tertiary hospitals in china: cross-sectional study [J]. J Med Internet Res, 2019, 21(12): e13025.

织）还是个人负责运营，在申请公众号时都不需要提供任何与医疗资质相关的证明材料。虽然一些机构（例如医院、非政府组织和健康媒体）有营业执照，但我们仅仅只能间接推断他们是否具有医疗相关资质或互联网内容提供商（ICP）资质，对于他们的资质水平和资质类型仍然缺乏了解。然而，大量的贸易公司、广告公司、协会及其他组织即使不提交任何医疗资质材料，也能顺利通过腾讯的官方认证。而个人申请者，只要提交身份信息、手机号码和银行卡绑定到微信公众号，他们也可以建立自己的健康类微信公众号，而不需要提供任何证明其具有医疗健康相关资质的文件。

此外，按照微信公众号名称来搜索微信公众号是最常见的操作。但是，许多微信公众号的名称与他们的微信ID不匹配。例如，我们搜索一个名为“中医养生”的微信公众号，查到了11个结果。尽管每个微信公众号都有一个唯一的微信ID，但用户很难记住这些ID，也很难使用ID来区分不同的微信公众号。

与传统基于Web页面的健康信息传播模式不同，用户把微信公众号中与健康相关的文章分享给亲朋好友是一件非常简单的事情。基于微信的在线支付功能，也只需要几步简单操作就能够完成商品的购买，甚至还可以申请短期无息贷款和分期还款服务。这可能会导致微信公众号发表文章中的两个重要问题：抄袭和隐形广告。实际上，我们的研究也证明了这两个问题广泛存在于健康类微信公众号中。对于抄袭，通过随机抽取几篇样本文章，使用百度搜索引擎检索互联网，我们发现类似甚至是完全相同的文章已经发表在不同的网站上，即使对于那些标记了“原创”的文章也是如此。虽然很多网站对于类似文章给出了引用来源，但是这些引用来源是不一致的。这或许也可以解释为什么未经过认证的和经过认证的健康类微信公众号发布的文章适用性评价结果没有显著差异。对于广告，健康类微信公众号的广告通常以图片形式嵌入文本中，或以文章摘要的形式介绍产品的销售信息。我们评估了几则广告发现均存在一些夸张描述和导向性评价语言。这可能会对降低用户对文章内容的信任程度，或者误导用户的健康决策[①]。

微信公众号作为新媒体的典型应用范例，对于传播健康知识有着重要的影响。我们建议健康类微信公众号的所有者应该遵循HONcode准则规范他们的信息发布行为，加强对在线健康信息的质量控制。同时，作为微信公众号平台的管理者，腾讯公司应该加强对申请健康类微信公众号的资质要求，加强对这类公众号发布文章的监管。

① Wang F Z, Luo A J, Luo D, et al. The association between health information attitudes and skills in patients with chronic disease in China [J]. Glob Health Promot, 2016, 23(4): 59-69.

第七章　面向桌面用户的在线健康信息质量评估

——以乳腺癌在线健康信息为例

> “手机字太小了，不怎么看，孩子上学的时候买的电脑家里摆着呢……百度会用啊……网上的东西不能信，希望网上的信息有专家能先审一下再发出来。”
>
> ——吉林省红梅镇岭西村居民

7.1 研究方案

7.1.1 背景

健康类网站发布的健康相关信息是在线健康信息的另外一个重要组成部分。与新媒体环境下（微信公众号、微博等移动客户端）的健康信息发布平台相比，通过健康类网站搜索健康信息的用户往往对健康信息有更急迫的需求，对在线健康信息质量的要求也更高。同时，通过健康网站查询与健康相关信息的行为需求背后，往往可能代表着整个家庭成员的健康信息需求。

相对于微信公众号，健康类网站所包含的健康信息更加丰富，更新速度更快，媒体形式也更加多样性。在前期横断面调查中，我们发现与其他类型慢性病患者相比，农村社区的癌症患者对健康问题更重视，搜索在线健康信息的意愿也更强烈。他们在搜索在线健康信息时，并不满足于手机端的健康信息搜索，而是尝试自己或者寻求子女通过计算机登录互联网查找更专业、更全面的健康信息。考虑到这些特殊需求，我们认为面向桌面用户的健康类网站信息质量也是影响农村居民获取优质在线健康信息的重要影响因素。在本章中，我们以互联网上传播的乳腺癌健康信息作为健康类网站信息质量评价的代表样本，开展相关的评价研究。

7.1.2 样本

在本研究中，对于乳腺癌在线健康信息质量的评价分为两部分：第一，评价发布乳腺癌健康信息的中文网站质量；第二，评价中文在线乳腺癌治疗文章的质量。

发布乳腺癌健康信息中文网站的初步筛选通过两种途径完成：第一，基于“站长之家”提供的“中文医疗健康网站”检索结果，依据Alexa排名，选择前100名的网站作为调研样本。第二，利用百度搜索引擎，以“乳腺癌”或“乳腺肿瘤”为检索关键字，从检索结果列表中选取前20页的结果，经过人工筛选得到38个与乳腺癌相关的健康网站。“站长之家”是中国最著名的基础网络服务供应商，为用户提供了中文网站的Alexa排名查询、网站流量查询等服务。Alexa是当前拥有URL数量最庞大、排名信息发布最详尽的网站[①]，Alexa中国免费提供Alexa中文排名官方数据查询，在一定的程度上可以反映出某个站点的流量及受欢迎程度。而百度是全球用户访问量最大的中文搜索引擎[②]。基于这两个平台的检索结果，剔除26个重复网站后，112个网站纳入本研究的调研样本池。样本检索日期：2019年4月8日。研究样本筛选流程见图7-1。

① 曹正凤，李琦，莫智慧．基于Alexa排名系统的节能网信息源确定方案研究[J]．情报探索，2010(09)：87—89.

② 李海莹．百度公司搜索引擎技术的专利分析[J]．中国发明与专利，2019，16(04)：99—106.

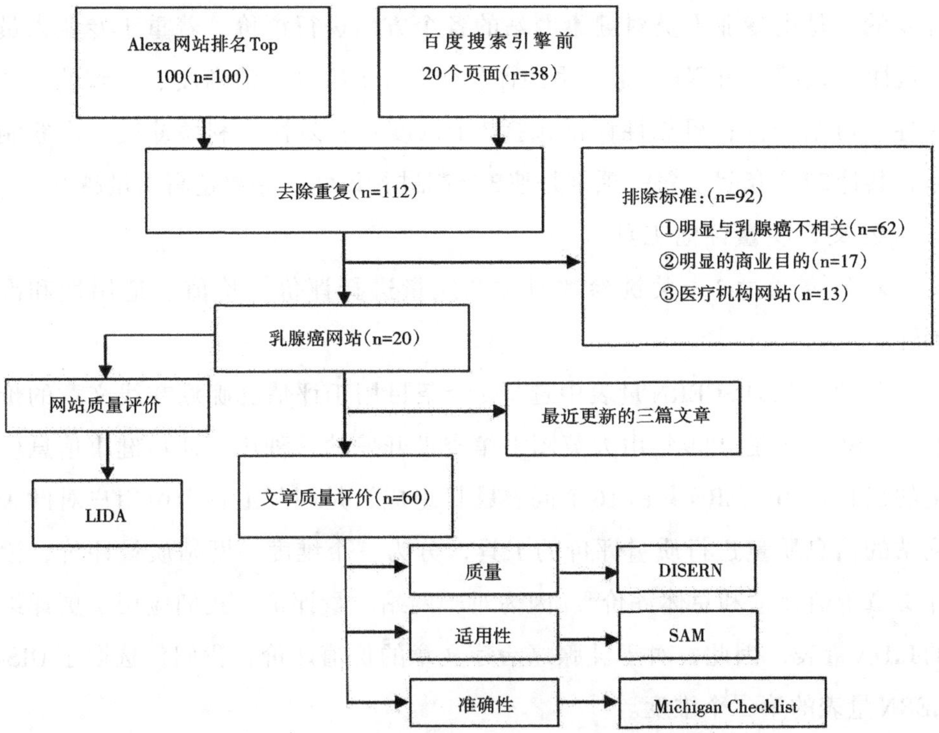

图7-1　健康网站及在线乳腺癌相关文章筛选流程

健康类网站排除标准：①非中文网站，②网站信息明显与乳腺癌健康信息无关，③以商品销售为主要目的，④医院官方网站。依据该排除标准，对所有112个网站进行人工筛查，最终20个乳腺癌健康网站被纳入本次调查。

乳腺癌在线文章的纳入标准：①采用汉语撰写，②文章内容是乳腺癌的治疗信息，③非广告、新闻，④以文字和图片形式呈现。对20个纳入调查的网站，按照发布时间排序，筛选最近发布的且符合文章纳入标准的三篇文章作为中文在线乳腺癌治疗信息质量的评价样本。

7.1.3 评价工具

1. 网站质量评估工具

LIDA量表的两个子量表Usability和Reliability用于评价网站的可用性和可靠性。LIDA量表是2007年由英国卫生保健领域Minervation咨询公司研究开发的，是由专业人员对健康网站的各个方面进行评价，着重于专业人员对健康网站的认可程度①。可用性评价包括4个维度：清晰度、一致性、功能性、可结合性；可靠性评价包括3个维度：实效性、利益冲突、内容制作，共计27个条目。每一项都是按3分制进行评估，分数越高质量越好。

2. 文章质量评估工具

本研究通过3个关键参数对文章质量进行评价：价值、适用性和准确性。

价值：从DISCERN量表中选择7个条目用于评估乳腺癌在线文章的价值。DISCERN是1999年由大英图书馆资助开发的一种用于评估健康信息质量的工具。DISCERN共由16个问卷题目组成，是国际上首个由用户对健康网站的信息质量进行质量评价的工具，分为三个维度：网站质量评价，治疗文章价值评估和总体评价②。因为对于网站质量评价，我们应用了更详细的LIDA量表，因此，对于乳腺癌治疗文章的价值评价，我们仅选取了DISCERN量表的第二个维度。

适用性：应用健康教育文本材料适用性量表（Suitablity Assessment of Materials，SAM）来评价乳腺癌在线健康信息的适用性。SAM由Doak等人开发设计，是对健康材料的可用性和可靠性进行评价的一个客观评估工具。SAM包括6个维度，涵盖材料内容（4个条目）、素养需求（5个条目）、图表（5个条目）、布局设计（3个条目）、学习激励及动机（3个条目）、文化适宜性（2个条目），共22个条目。每个条目得分范围为0~2分，考虑到在线健康信息不存在封面的问题，本研究去除了1个不适用的条目（Cover graphic），文章最终得分越高说明其适用性越好。

准确性：应用Michigan Checklist量表中的6个条目来评估文章的准确性。Michigan Checklist是1999年由密歇根大学创建的，侧重于对健康网站及网站内容进行评价，包括“内容评价”和“易用性评价”两个方面。因

① Tavare A N, Alsafi A, Hamady M S. Analysis of the quality of information obtained about uterine artery embolization from the Internet [J]. Cardiovascular & Interventional Radiology, 2012，35(6): 1355-1362.

② Dooley M, Dineen T, Sarma K, et al. The psychological impact of infertility and fertility treatment on the male partner [J]. Hum Fertil, 2014, 17(3)：203-209.

为本研究主要利用Checklist对文章的准确性进行评价，因此，只选取量表“内容评价”中的“准确性评价条目（item18–item23）”对乳腺癌网站文章的准确性进行评价。

7.1.4 评估过程

乳腺癌在线健康信息质量的评价过程与微信公众号评价过程类似。评估由3位研究人员完成。评估员1为医学信息学硕士，拥有7年的医学信息分析与研究经验。评估员2拥有计算机科学硕士学位和社会医学博士学位，8年计算机软件开发经验。评估员3拥有医学博士学位和临床医师从业资格证。2个网站（6篇文章）被用于实验评估。在测试前，3位研究人员仔细阅读四个评估工具（LIDA， DISCERN， SAM and Michigan Checklist）的英文版量表及使用说明，以便更好地了解评价条目的目的和意义。评估分为两步：首先，评估员1和评估员2应用LIDA量表对网站质量进行评价；其次，评估员1和评估员3应用其余三个量表对筛选文章的质量进行评价。为了确保评价结果的一致性，采用以子维度为评价单位的方式进行，即完成全部样本的第n个维度后再评价第n+1个维度。评价过程采用并行方式，即2位评估者同时独立地对同一个样本进行评估，对于有争议的评估结果，通过协商确定最终结果。

7.1.5 统计分析

统计学分析使用SPSS版本20.0（SPSS Inc.，芝加哥，IL，美国）和Excel版本2010（微软公司，华盛顿DC，美国）。所有评价结果以均值±标准差表示。SAM评分的组内比较采用配对t检验。判定其临界值为$p = 0.05$。

7.2 结果

7.2.1 乳腺癌网站的基本特征

乳腺癌网站的基本特征见表7–1。在20个乳腺癌健康网站中，全部具有ICP备案号。17个网站（85%）是企业网站，3个网站（15%）是个人网站。百度权重在7~9的有3个（15%），有10个（50%）网站的权重处于4~6，权重小于3的有7个（35%）。网站的注册时间方面，有4个（20%）注册时间超过15年，8个（40%）注册时间为5—10年，注册时间不满5年的只有1个（5%）。在网站注册地所属地区分布方面，位于中国东部地区的有17个（85%），中部地区的有1个（5%），西部地区有2个（10%）。

表7-1　乳腺癌网站的基本特征

基本属性		N(占比)	基本属性		N(占比)
性质	企业	17(85%)	百度权重	7~9	3(15%)
	个人	3(15%)		4~6	10(50%)
全球排名	10000以下	4(20%)		3以下	7(35%)
	10001~30000	5(25%)	反链数	100以下	8(40%)
	30001~60000	2(10%)		101~1000	5(25%)
	60000以上	6(30%)		1001~10000	3(15%)
	无	3(15%)		10000以上	2(10%)
访客排名	10000以下	4(20%)	谷歌PR	7~10	1(5%)
	10001~30000	5(25%)		4~6	12(60%)
	30001~60000	3(15%)		3以下	7(35%)
	60000以上	5(25%)	注册时间	15年以上	4(20%)
	无	3(15%)		10~15	8(40%)
Alexa周排名	5000以下	2(10%)		5~10	7(35%)
	5001~10000	2(10%)		5以下	1(5%)
	1000~30000	6(30%)	地区	东部	17(85%)
	30000以上	4(20%)		中部	1(5%)
	无	6(30%)		西部	2(10%)
是否备案	是	20(100%)			
	否	0(0)			

7.2.2 乳腺癌网站质量评价结果

我们利用LIDA量表对20个乳腺癌网站的质量（包括可用性和可靠性）进行了评价，评价结果见表7-2。评价结果表明乳腺癌网站总体质量较好，乳腺癌网站质量评价总体得分为54.85±3.498（满分81分）。在清晰度、一致性、功能性、可结合性、时效性、利益冲突和内容制作7个方面总共27个项目中，获得“优”及更高评价的条目总共有19个（70.4%）。但是在色彩、搜索工具、浏览工具、非文本媒体、评论和内容可靠性6个方面，网站的质量需要改进。

表7-2　乳腺癌网站质量评价结果（LIDA量表）

评价项目	N（占比）				
	0	1	2	3	均值（标准差）
维度一：可用性评价					
2.1 清晰度					
2.1.1 用户范围	0(0)	1(5%)	19(95%)	0(0)	1.95(0.224)
2.1.2 知识水平	0(0)	3(15%)	16(80%)	1(5%)	1.90(0.447)
2.1.3 信息块布局	0(0)	13(65%)	6(30%)	1(5%)	1.40(0.598)
2.1.4 导航	0(0)	3(15%)	10(50%)	7(35%)	2.20(0.696)
2.1.5 网站位置	0(0)	0(0)	9(45%)	11(55%)	2.55(0.510)
2.1.6 色彩	0(0)	10(50%)	6(30%)	4(20%)	1.70(0.801)
2.2 一致性					
2.2.1 页面布局	0(0)	0(0)	13(65%)	7(35%)	2.35(0.489)
2.2.2 链接	0(0)	0(0)	20(100%)	0(0)	2.00(0.000)
2.2.3 结构	0(0)	0(0)	20(100%)	0(0)	2.00(0.000)
2.3 功能性					
2.3.1 搜索工具	0(0)	7(35%)	13(65%)	0(0)	1.65(0.489)
2.3.2 浏览工具	0(0)	5(25%)	11(55%)	4(20%)	1.95(0.686)
2.3.3 认知负荷	0(0)	0(0)	20(100%)	0(0)	2.00(0.000)
2.3.4 导航工具	0(0)	0(0)	20(100%)	0(0)	2.00(0.000)
2.3.5 第三方插件	0(0)	0(0)	20(100%)	0(0)	3.00(0.000)
2.4 可结合性					
2.4.1 用户自我判断	0(0)	0(0)	20(100%)	0(0)	2.00(0.000)
2.4.2 交互性	0(0)	3(15%)	17(85%)	0(0)	1.85(0.366)
2.4.3 个性体验	0(0)	2(10%)	14(70%)	4(20%)	2.10(0.553)
2.4.4 非文本媒体	0(0)	12(60%)	8(40%)	0(0)	1.40(0.503)

续 表

评价项目	N(占比)				
	0	1	2	3	均值(标准差)
维度二:可靠性评价					
3.1时效性					
3.1.1最新事件	0(0)	3(15%)	17(85%)	0(0)	1.85(0.366)
3.1.2评论	0(0)	14(70%)	6(30)	0(0)	1.60(0.940)
3.1.3更新间隔	1(5%)	1(5%)	1(5%)	17(85%)	2.70(0.801)
3.2利益冲突					
3.2.1负责人	0(0)	0(0)	0(0)	20(100%)	3.00(0.000)
3.2.2付费	0(0)	2(10%)	18(90%)	0(0)	1.90(0.308)
3.2.3运营团队	0(0)	5(25%)	4(20%)	11(55%)	2.30(0.865)
3.3内容制作					
3.3.1制作方法	0(0)	1(5%)	19(95%)	0(0)	1.95(0.224)
3.3.2可靠性	0(0)	9(45%)	11(55)	0(0)	1.55(0.510)
3.3.3信息查找	0(0)	0(0%)	20(100%)	0(0)	2.00(0.000)

7.2.3 乳腺癌在线文章质量评价结果

1. 文章价值

文章价值评价主要包括7个问题。乳腺癌文章价值的总体评价结果是较低的。得分最高的条目是治疗方案的可选择性（条目14）和治疗方案的分享（条目15）。得分最低的条目包括治疗方案风险的描述（条目11）、如果不治疗会发生何种后果（条目12）和治疗效果对生命质量会产生何种影响（条目13）。具体评价结果见表7-3。

表7-3　文章价值评价结果(DISCERN量表,条目9—15)

评价项目	N(占比)					均值(标准差)
	1	2	3	4	5	
9）文章描述了每种治疗方案的效果吗?	16(27%)	20(34%)	14(23%)	8(13%)	2(3%)	2.33(1.115)
10）文章描述了每种治疗方法的益处吗?	7(11%)	16(27%)	28(47%)	6(10%)	3(5%)	2.70(0.979)

续 表

评价项目	N(占比)					均值(标准差)
	1	2	3	4	5	
11）文章描述了每种治疗方法的风险吗？	24(40%)	18(30%)	12(20%)	4(7%)	2(3%)	2.03(1.089)
12）文章是否描述了如果对于疾病不予治疗会产生什么后果？	44(73%)	11(18%)	3(5%)	1(2%)	1(2%)	1.40(0.807)
13）文章是否描述了治疗方案的选择对生命质量的影响？	25(42%)	16(27%)	12(20%)	4(6%)	3(5%)	2.07(1.163)
14）文章是否明确表示只有一种治疗方案可供选择？	2(3%)	15(25%)	9(15%)	9(15%)	25(42%)	3.67(1.336)
15）治疗方案的选择是否可以与别人分享？	3(5%)	14(23%)	14(23%)	13(22%)	16(27%)	3.42(1.253)

2. 适用性

网站文章的适用性评价结果可见表7-4。本研究中，SAM评估后最高得分为42分（100%）。在60篇文章中，只有1篇（1.67%）文章满足SAM量表的“优秀”标准。27篇（45%）文章满足“基本适用”标准，而剩余的32篇（53.33%）文章则被评价为“不适用”。图形（0.85分/ 8分），素养要求（4.18分/10分）和排版布局（2.53分/ 6分）得分较低。适用性评价的其他三个指标得分分别是内容（3.82分/ 6分），文化适宜性（1.85分/ 4分）和学习激励（2.63分/ 6分）。

表7-4 文章适用性评价结果(SAM量表)

维度/条目	N(占比)			均值(标准差)
	不适用	基本适用	优秀	
内容				
1a）目标	4(6%)	28(47%)	28(47%)	1.40(0.616)
1b）主题内容	1(2%)	57(95%)	2(3%)	1.02(0.225)
1c）范围	11(18%)	39(65%)	10(17%)	0.98(0.596)

续 表

维度/条目	N(占比)			均值(标准差)
	不适用	基本适用	优秀	
1d) 总结/摘要	36(60%)	23(38%)	1(2%)	0.42(0.530)
素养要求				
2a) 阅读要求	26(43%)	32(54%)	2(3%)	0.60(0.558)
2b) 写作风格	13(22%)	46(76%)	1(2%)	0.80(0.443)
2c) 词汇	0(0)	59(98%)	1(2%)	1.02(0.129)
2d) 上下文	16(27%)	43(71%)	1(2%)	0.75(0.474)
2e) 内容组织	7(12%)	45(75%)	8(13%)	1.02(0.504)
图表				
3a) 封面图片	44(73%)	14(24%)	2(3%)	0.30(0.530)
3b) 插图类型	44(73%)	12(20%)	4(7%)	0.33(0.601)
3c) 插图的相关性	55(92%)	2(3%)	3(5%)	0.13(0.468)
3d) 列表、表格、图形	55(92%)	5(8%)	0(0)	0.08(0.279)
布局和排版				
4a) 布局	23(38%)	34(57%)	3(5%)	0.67(0.572)
4b) 排版	0(0)	60(100%)	0(0)	1.00(0.000)
4c) 小标题	17(28%)	34(57%)	9(15%)	0.87(0.650)
学习动机激励				
5a) 互动	36(60%)	19(32%)	5(8%)	0.48(0.651)
5b) 行为模式	8(13%)	36(60%)	16(27%)	1.13(0.632)
5c) 动机	2(3%)	55(92%)	3(5%)	1.02(0.291)
文化适用性				
6a) 文化适宜性	12(20%)	41(68%)	7(12%)	0.92(0.561)
6b) 文化形象和案例	6(10%)	52(87%)	2(3%)	0.93(0.362)

3. 准确性

在文章的原创性以及是否标明参考文献列表方面评分较低，44篇（73%）文章是非原创的，46篇（77%）文章没有可用的参考书目或者资源列表。“文章是否有错误或遗漏”“文章是否存在误导或偏见”以及“文章内容是否准确”三个条目评分较高。97%以上的文章在内容描述方面是正确的，不存在错误或遗漏，也没有误导性的提示。评价结果见表7-5。

表7-5　文章准确性评价结果（Michigan Checklist量表，条目17—22）

评价项目	N（占比）			
	-2	+2	-3	+3
17. 来源是应用他人的还是原创的？			44（73%）	16（27%）
18. 是否提供参考书目或资源列表？	46（77%）	14（23%）		
19. 您能识别出文章中的错误或重大遗漏吗？			2（3%）	58（97%）
20. 文章中是否涉及主观意见，或者存在误导/偏见的描述？			1（2%）	59（98%）
21. 以您所掌握的知识，该文章发布的信息是否准确？	1（2%）	59（98%）		
22. 是否存在可识别的利益冲突（存在商业广告嫌疑）？	14（23%）	46（77%）		

7.3 讨论

在线信息服务平台作为新媒体环境下传播健康信息的一种重要媒介，其质量水平会影响公众的健康决策①。目前对在线信息质量进行评价的工具较多，一些评价工具的针对性较强。例如：SAM专门用于信息适用性的评价，SMOG针对的是信息可读性的评价，而HONcode则为健康类网站制定了专门的在线健康信息发布道德准则。另外一些工具则侧重从多个维度评价在线健康信息质量。例如：Michigan Checklist的评价内容涵盖了对在线健康信息内容和网站页面设计方面的评价；而DISCERN除了评价在线治疗方案的信息质量以外，也设计了一些条目用于评价网站的可靠性。在本研究中，我们仔细阅读了相关的在线健康信息质量评价工具，评估了这些评价工具的有效性和子维度之间的独立性。我们发现这些评估工具的部分子维度是重复的。为了尽可能全面地评价与乳腺癌相关的在线健康信息的质量，避

① Stephanie L. Ayers, jennie jacobs kronenfeld, chronic illness and health seeking information on the internet [J]. Health, 2007, 11 (3): 327-347.

免不同评估工具子维度之间的重复，我们选择从网站质量（可用性、可靠性）和信息质量（价值、适用性、准确性）两个维度进行研究。

与以往研究结果相似[①]，中文乳腺癌网站质量的可靠性和易用性普遍较好，尤其在网站页面布局的一致性、网站功能（搜索、导航等）方面，这表明用户能够在这些网站获得较好的应用体验。但在评估过程中，我们仍然发现一些有待改进之处。一个显而易见的问题是绝大部分网站对于色彩的应用，没有充分考虑用户的个人情况，例如用彩色标记标题可以使文章看起来更清晰，但是对于有颜色认知障碍的人士来说，这种设置是无效的。类似的问题还有字号，相对于青年用户来说，老年用户希望能够用更大的字号和更高的对比度来显示文字材料，而不是花哨的颜色。对于这些特殊人群，我们能够为他们做什么特殊的处理或者提供个性化的布局选项，这需要健康类网站用户进一步的思考。此外，中国是一个多民族国家，很多民族有自己的语言，虽然本文的研究目标是中文网站评价，但作为面向国家层面的健康类网站，几乎所有的网站都没有考虑到对多语种的支持，这极大限制了网站上健康信息的有效传播。

中文在线乳腺癌治疗信息的质量不容乐观。在线治疗信息对于用户做出乳腺癌治疗决策的价值不大。虽然在治疗方案的选择性方面，价值评价给出了一个“适度”的结论，但是在描述治疗效果、治疗益处和治疗风险等方面评分较低，在这些条目上，在线乳腺癌治疗的文章更倾向于给出一个折中的和倾向性不强的建议。虽然乳腺癌患者对于治疗信息的需求是明确和迫切的[②]，但本研究结果提示，如果患者想更多地了解乳腺癌的治疗方案，医生仍然是最有价值的信息来源途径。

在乳腺癌治疗文章的适用性方面，大部分文章都提供了容易理解的标题，能够清晰地描述该文章的目的。版面布局和文化适应性也较好。但是对于图片的引用，一些文章给出了相关性不高的配图，同时缺少对图片的

① 张会会，马敬东，蒋春红，等. 健康类网站信息质量的评估研究[J]. 医学信息学杂志，2013，34(07)：2-6.

② 单玉香，谢亚君，王海珍，等. 初诊乳腺癌住院患者健康信息需求的研究[J]. 解放军护理杂志，2010，27(18)：1387-1388，1432.

解释性描述。而对表格则很少应用，也缺乏表例。尤其对于一些比较专业的医学知识，缺少描述往往让用户难以更深层次地理解他们希望获得的健康信息。我们发现的另外一个比较重要的问题是很多网站并没有针对一些医学名词给出恰当的解释。这会增加用户在阅读上的困难，提高了理解文章所需要的素养水平。当然一些健康网站已经意识到这个问题，比如“39健康网”，就提供了医学术语的超链接，以帮助用户更好地了解健康信息。

虽然肿瘤外科医生对于文章准确性的人工评判结果表明绝大部分文章虽然没有明显的错误和主观偏见或误导，但是大部分文章内容引自他人（73%），并且没有给出参考文献或资源清单（77%）。我们随机选择了8篇文章，尝试用百度搜索引擎进行搜索，结果表明，该8篇文章同时存在于大量网站。文章著作权淡漠是我国在线健康信息传播面临的亟待解决的问题。

此外，与微信公众号的评价结果类似，各大健康类网站的隐性广告也广泛存在于各大健康网站。通常以图片或者视频的形式嵌入网页中。我们评估了包含隐性广告的几篇文章中所传播健康知识的准确性，发现并没有明显的错误。但是类似这种隐性广告的存在，仍然会给用户带来不好的主观感受，降低用户对文章内容的信任度，并且可能误导用户的健康行为。

第八章　总　结

8.1 农村中年居民在线健康信息获取的影响因素

回顾本课题的系列研究结论，我们发现新媒体环境下中国农村中年居民在线健康信息获取障碍因素基本符合我们早期的研究假设。这其中，主观因素是影响在线健康信息获取的主要因素，主要体现在个人的健康状况、健康信息素养水平、信息行为能力等方面。除了主观因素以外，客观因素也是影响农村中年居民获取健康信息的重要因素，主要体现在在线健康信息环境。而主观因素和客观因素之间又呈现出复杂的相互促进或相互制约的作用关系。在我们调查过程中，很多居民的在线健康信息行为反映了这个特点。一种典型的影响模式是：农村居民普遍较低的健康信息素养水平决定其不可能具有较强的在线信息检索能力，而较弱的在线信息检索能力又决定了他们很难获得希望了解的健康知识，而在线健康信息质量的参差不齐，又加大了他们利用健康信息做出合理健康决策的难度。但是，如果该居民是一位慢性病患者，那么这种影响模式可能就会发生改变。我们遇到过一些患有慢性病的农村居民，虽然在受教育程度方面与其他农村居民相比没有特别之处，但是他们通过网络查询健康信息的能力给我们留下了深刻的印象。在随后的访谈中我们了解到，由于长期的患病经历，这部分人往往会在子女的信息技能反哺或病友的影响下，熟练掌握了通过移动终端查询在线健康信息的能力，而且对于经常访问的健康网站如数家珍。而且，这些人对于健康信息质量的评价也是比较敏感的，他们给出的在线健康信息往往具有较高的质量和可信度。

综合课题研究结论，本研究认为农村中年居民有效获取在线健康信息的障碍体现在主观因素和客观因素两个方面。

8.1.1 主观因素

1. 健康信息素养水平偏低

较低的健康信息素养水平是农村居民在线健康信息获取障碍的首要影响因素，也是最重要的内在因素。通过对中国四省农村社区居民的横断面调查，我们发现居民健康信息素养处于较低水平，而且健康信息素养四个维度的得分是不均衡的，维度间的相关性也较弱。其中，健康信息认知维度得分最高，而健康信息获取维度和健康信息评价维度得分较低。虽然农村中年居民能够认识到了解更多健康知识对于维护自身健康具有积极的促进作用，但是他们获取健康信息和评价健康信息质量的能力较弱。

健康信息素养维度间作用关系的路径分析结果表明，公众对健康信息的认知水平与其对健康信息质量的评价能力间存在双向作用关系；公众对于健康信息的评价能力和获取健康信息的能力又影响其应用健康信息做出合理健康决策。由此可见，健康信息评价和获取在提高农村中年居民健康信息素养整体水平中发挥着重要的中介作用。而本次调查的结论充分表明，如果想提升受访者的健康信息素养水平，必须首先提高他们获取和评价在线健康信息的能力。

2. 在线健康信息检索技能薄弱

在线健康信息检索能力方面，受访者对获取健康信息能力的自我评价普遍较低，对于问卷中涉及在线健康信息的两个条目（通过互联网获取健康相关知识、访问过哪些网站），不仅得分均值最低，而且标准差特别大，表明本次调查的受访者中，对于这两个问题的回答差异性较大。在随后针对慢性病患者在线健康信息获取能力的实际操作测试中，我们也发现无论是基于Windows平台的网络访问，还是基于Android平台的移动端访问，均很少有受访者能够顺利完成全部测试任务。

此外，本次调查受访者在通过互联网查询健康信息时，更多的是依赖搜索引擎。而搜索引擎对检索结果的排序可能存在主观干预，尤其是一些参加付费推广的网站，可能被优先推送给网络信息消费者。而这类网站推广广告的原则往往是基于关键字，而非是基于文章内容。这可能会人为加剧受访者在线健康信息查询过程中面临的信息泛滥问题，从而进一步影响他们对于有价值健康信息的获取和发现。

3. 健康信息质量的鉴别能力普遍缺乏

鉴别在线健康信息质量是获取高质量在线健康信息的基础和保障。本次调查发现农村中年居民对于在线健康信息质量的鉴别能力也是亟待提高的。在自评问卷中，关于“媒体传播的健康知识的质量由哪些因素决定”和“评价互联网上的健康信息质量”两个条目得分最低，在影响公众评判媒体传播健康相关信息质量的诸多因素中，“是否有专家参与”（43.27%）、“媒体的影响力”（20.51%）和“健康知识的时效性”（17.43%）是最频繁被选择的三个选项，但均没有超过50%。在这三个因素中，“专家参与”又占据了最大比例。而在后续访谈中，被问及如何判断专家的权威性时，几乎没有受访者能很好地回答这个问题。这可能也从一个侧面说明了为什么近年来健康保健品或虚假药品能够有其生存的土壤。在利用DISCERN对受访者保存文章进行评价后发现，绝大多数受访者缺乏获取高质量信息的技能。结合健康素养自评结果与DISERN量表检测结果，可以发现大多数居民对于自己评估在线健康信息质量的能力评价过高，受访者在线获取高质量的疾病治疗、预防、保健和康复等健康信息的能力薄弱。

8.1.2 客观因素

1. 在线健康信息质量参差不齐

本次调查发现，无论是通过计算机访问的健康门户网站，还是更受居民欢迎的移动社交平台，所发布的健康相关信息质量都是堪忧的。调查结果表明，虽然一些知名健康类网站及微信公众号端的信息质量是值得信任的，但是仍然存在一些比较突出的问题可能会影响网络用户获取有价值的在线健康信息。首先，在内容适用性方面，虽然部分被调研网站和移动媒体客户端在内容布局、排版和文化适应性方面较好，但是也存在图文相关性低、文字描述冗长、欠缺多语种支持、缺少对于如颜色识别障碍和低文化素养人士等的支持问题。其次，在内容质量方面，一个重要的问题是对于文章版权意识的淡薄。无论是移动端还是桌面端，大量的文章内容共存于多个网络平台，且在内容组织、图片选配上比较混乱，一些网络平台甚至对文章内容随意增删。此外，除了个别知名健康类网络传播平台以外，很少有网络平台给出所发布文章的原始出处或者参考文献，在一些医患在线互动平台上，也缺少对医生背景的介绍。这对于用户有效鉴别在线健康信息的质量是极为不利的。最后，在内容组织方面，大量隐性广告，对于食物或所谓保健品健康效用的夸张描述，以及对就医诊疗的导向性信息广泛充斥于在线健康类网站和移动客户端，虽然一些网站和移动平台会在标题或图片的边角用极小字号标记“广告”二字，但是这仍然让网络用户很难分辨哪些信息是对健康知识的普及传播，哪些信息是商品广告。

2. 在线健康信息发布平台的认证与监管机制亟待完善

近十年来，我国政府对于在线健康信息质量管理和监控方面做了大量工作。2009 年国家卫生部审议通过了《互联网医疗保健信息服务管理办法》，2015 年国家卫计委发布《健康科普信息生成与传播技术手册（媒体版）》，2017 年国家卫计委还编制了《公众识别与利用网络健康信息建议》，一些省市的药品监督管理局也开展了互联网药品信息服务资格的认证工作。但是我国目前仍然缺少对在线健康信息发布资质的强制认证机制，也缺少类似 HONcode 认证的在线健康信息发布道德准则。本次调查还发现，很多健康类网站并没有取得与健康信息在线发布相关的国家认证，一些健康类网站所展示的互联网医疗保健信息服务审核同意书甚至是过期的。此外，作为移动信息发布平台的管理者，企业必须对自己所开发的信息发布平台提供健康信息发布的认证和管理机制。这里包括两个方面：第一，无论是个人还是公司，在线健康信息的直接发布者需要对自己所发布的在线健康信息质量负责；第二，一些在线健康信息发布平台的管理者（例如：腾讯旗下的健康类微信公众号，新浪旗下的健康类微博，阿里巴巴旗下的健康类生活服务号等），也需要针对其所管理的信息发布平台建立有效的监督、认证和管理机制。

8.2 促进农村中年居民获取在线健康信息的建议

8.2.1 对于在线健康信息需求侧的建议

在本研究中，在线健康信息需求侧主要是指对于在线健康信息有需求的个人。无论这些人具不具备通过互联网获取健康相关信息的能力，他们的个人素养都应该得到提升。在本次调研的对象中，健康信息对健康促进的价值认知基本能够得到共识，但是这一点仅停留在认知层面，调查对象通过互联网访问健康网站，查询和评价健康信息的能力是明显不足的。因此，从在线健康信息需求侧的角度来看，为了有效获取高质量的在线健康信息，信息需求者必须认识到提高自我健康信息素养的重要性。这种健康信息素养的提高，一方面需要个人信息技能的配合，另一方面更需要整个社会的关注。根据初步的调查结果，虽然近十年来，关于健康信息素养问题的研究论文呈现出显著的增长趋势，但是截至目前，我国尚没有针对公众健康信息素养问题开展专题教育的网站或移动平台，相关健康教育书籍也基本没有关于健康信息素养的专题教育内容。虽然“健康素养66条”已经得到广泛宣传，但是这种教育仅仅是健康知识的宣传，而非是对于公众健康信息获取能力的促进。尤其是在信息化时代，已经广泛普及的各类移动信息端软件对于公众的在线信息查寻行为产生了巨大影响，也对公众所需要掌握的信息技术提出了更高要求。因此，尽快提高自身的健康信息素养水平，尤其是对于中老年人群来说，尽快掌握基本的信息技术能力，对于有效获取在线健康信息资源，改善自身健康状况，分享信息化社会发展红利，缩短城乡居民信息利用程度的不均衡状态，具有极其重要的意义。

8.2.2 对于在线健康信息供给侧的建议

1. 在线健康信息提供者

在线健康信息提供者是通过互联网发布健康相关信息的第一责任人。目前，我国在线健康信息提供者主要包括两类：公司和个人。但是作为在线健康信息发布者，应该遵守以下几个方面的基本准则：①应严格遵守相关法律、法规，提供高质量的网络健康信息；②专业健康网站应减少广告的投放以及虚假信息的宣传，提高网站的专业性；③聘请具有医学专业资质的人士开展在线交流，并主动审核已发布文章的专业性、可靠性和时效性；④如果是非个人的信息发布平台，还应该做好文章发布者的资质审查工作，从最大限度上减少在线健康类文章的复制粘贴，杜绝虚假内容和低质量文章的流出。

2. 在线信息发布平台管理机构

在线信息发布平台的管理机构是指那些为公司或个人提供信息发布平台的企业或组织。例如：腾讯公司的微信公众号、新浪的微博和支付宝的服务号等。这些移动端信息发布平台所依托各类App已经在全球华人中得到广泛应用，其上所发布的各类健康信息也成为公众获取健康信息的重要来源。因此，建议这类在线信息发布平台的管理机构应该加强对于其平台所涉及公众号、服务号、微博号申请人的资质认证。不能仅仅依据互联网内容提供商（ICP）资质认证就对其开放信息发布平台，还应该审核申请人的营业执照或从业资格证，并重点对其发布与健康相关信息的资质和能力进行评估。尤其是对于单纯的贸易公司、广告公司，以及任何以销售商品、药品、保健品或健康相关仪器、设备为目的所申请的健康信息服务平台，必须加大审核力度。

3. 政府职能部门

政府部门在解决农村中年居民在线健康信息获取障碍中需要解决的问题主要包括三个方面。首先，政府相关部门应该尽快针对公众开展健康信息素养教育和健康信息素养促进工作，提高他们应用数字健康技术的能力，教授居民辨别高质量健康信息的方法，针对不同人群制订差异化培养方案，促使更多的受教育程度低、使用互联网时间短的居民能够获取高质量的在线健康信息资源。其次，鉴于目前大多数健康类网站带有一定的商业性目的，由政府、非政府组织或非营利组织主办的健康类网站比较少。政府部门有责任鼓励和组织各级从事医学科学研究的非政府组织（例如：各级地方医学会、医学研究专委会），或地方政府的疾控中心和卫健委等卫生服务与医疗资源管理机构发挥其自身的资源优势，以医疗卫生领域的专家为主体建设向公众开放的健康信息网络发布平台，向大众提供丰富的、免费的而且权威的健康信息资源服务，开展健康教育工作。最后，政府应组织专业人员制订网络健康信息的质量评价标准，提高网络健康信息发布的门槛，加强对各类健康网站的监管，确保网络健康信息的质量。

8.3 不足与展望

本研究从医学社会科学的角度，应用管理学、统计学、信息科学的技术、方法，从主观因素和客观因素两个维度，对我国农村中年居民通过互联网获取健康信息时所面临的困难开展了深入研究，发现了一系列阻碍农村中年居民获取在线健康信息的因素，并提出了相应的应对策略和建议。但是公众的在线健康信息获取问题是一个典型的社会学问题，牵涉医学、健康管理、素质教育、社会监管、信息道德伦理等多个方面，仅公众健康信息素养的提升和促进这一个问题，就是一项宏大的社会工程，很难依据某一个课题的实施就完全解决。由于时间、精力和经费限制，本研究也存在一些遗憾和不足之处，主要体现在以下几个方面：

首先，在全国范围的抽样调查中，我们选取了我国中部、东部省份的农村社区作为调研地区。由于调研地区经济发展水平相对较高，社区信息化环境较好，因此本调研的部分结论不能代表经济发展水平相对较低的中、西部地区。其次，中国是一个多民族国家，每个民族都有自己的语言、文化和信仰。而这些社会文化因素，包括基于少数民族语言的在线健康信息质量对于少数民族居民获取在线健康信息是否存在影响，本研究没有涉及。

再次，本研究所选择的研究对象是农村中年居民，依据中国社会信息化发展进程来判断，这部分人群是典型的数字移民（Digital Immigrants），尤其是在农村地区，他们的信息行为可能在很大程度上会受到“伙伴行为”或“文化反哺”的影响。这一影响作用是如何发生并对农村中年居民的在线健康信息查询行为产生何种作用，在本研究中也没有涉及。

回顾本研究存在的不足，我们认为未来的研究方向可以从以下两个方面开展：第一，把社会文化因素纳入公众在线健康信息获取障碍问题的研究中，重点开展针对多民族人群的比较研究，从而更有针对性地提出科学、合理的针对不同公众群体的健康信息素养教育和促进策略；第二，未来的研究方向需要从社会学和行为科学相融合的角度，结合自然科学的研究方法，开展居民在线健康信息获取行为能力的干预实验研究，进一步深入探讨居民通过互联网获取健康相关信息时所面临的障碍因素。

附 录

附录一：居民健康信息素养调查电子问卷

一、问卷基本数据

省：__________；市：__________；县/乡：__________；村：__________。

调查员编号：__________。时间：（自动调用系统时间）。

二、社会人口学信息

年龄：______性别：　□ 男　□ 女

受教育程度：□ 小学及以下 □ 中学/技校/中专 □ 大学 □ 研究生及以上

工作性质：□ 企事业单位员工（含离、退休） □ 务农 □ 自谋职业者 □ 无工作

互联网使用时间：□ 没用过 □ 1 年以下 □ 1—3 年 □ 3 年以上

智能手机使用时间：□ 没用过 □ 1—3 年 □ 3 年以上

健康情况：□健康； □患有何种疾病

三、对于以下问题，请表明您的态度（1 分，0.75 分，0.5 分，0.25 分，0 分）

1. 您认为获取健康相关的各种知识是非常重要的吗？

□ 非常重要 □ 比较重要 □ 不确定 □ 不太重要 □ 完全不重要

2. 从纸质媒体（报纸、杂志）上获取健康相关的知识，您认为有困难吗？

□ 非常容易 □ 基本没困难 □ 不确定 □ 有困难 □ 非常困难

3. 您觉得评价纸质媒体（报纸、杂志）上的健康相关知识的质量，有困难吗？

□ 非常容易 □ 基本没困难 □ 不确定 □ 有一些困难 □ 非常困难

4. 从互联网上查找健康相关的知识，您认为有困难吗？

□ 非常容易 □ 基本没困难 □ 不确定 □ 有困难 □ 非常困难

5. 您觉得评价互联网上的健康相关知识的质量，有困难吗？

□ 非常容易 □ 基本没困难 □ 不确定 □ 有困难 □ 非常困难

6. 从电视上获取健康相关的知识，您认为有困难吗？

□ 非常容易 □ 基本没困难 □ 不确定 □ 有困难 □ 非常困难

7. 您觉得评价电视上的健康相关知识的质量（例如：可信度），有困难吗？

□ 非常容易 □ 基本没困难 □ 不确定 □ 有困难 □ 非常困难

8. 与医生交流时，您感觉能不能听懂一些比较专业的名词（比如：舒张压、高血糖等）？

□ 完全能够听懂 □ 能听懂一部分 □ 不确定 □ 基本听不懂 □ 完全听不懂

9. 与医生交流时，您能不能表达您所希望获得的健康知识（比如：药品用量、用法等）？

□ 完全能够表达 □ 能表达一部分 □ 不确定 □ 基本不能表达 □ 完全不能表达

10. 在与他人谈论健康话题时，您知道该相信谁的话吗？

□ 完全知道 □ 知道 □ 不确定 □ 不知道 □ 完全不知道

四、对于以下问题，请选择您认为合适的选项

1. 生活中，您比较关注以下哪些方面的健康相关知识：

A.□ 不知道（0分）

B. 以下知识：（一个0.2分，最多1分）

□ 慢性病预防 □ 养生保健 □ 药品说明

□ 饮食营养 □ 生活环境 □ 科普常识

□ 医学专业知识 □ 其他______

2. 您通常通过哪些途径获取健康知识：

A.□ 不知道（0分）

B. 以下途径：（一个0.2分，最多1分）

□ 和家人或朋友聊天　□ 听广播或看电视　□ 咨询医生　□ 健康讲座

□ 健康书籍、杂志　□ 互联网　□ 其他________

3. 您访问过哪些健康网站？

A.□ 没访问过（0分）

B. 以下网站：（一个0.2分，最多1分）

□ 39健康网　□ 好大夫在线　□ 飞华健康网

□ 寻医问药网　□ 家庭医生在线　□ 其他________

4. 您会使用网络搜索引擎吗？

A.□ 不会（0分）

B. 您用过哪些网络搜索引擎：（一个0.25分，最多1分）

□ 百度　□搜狗　□有道　□ 新浪　□ 其他________

5. 您知道如何从互联网获取健康相关知识吗？

A.□ 不知道（0分）

B. 您知道哪些利用互联网获取健康相关知识的方法：（一个0.25分）

□ 搜索引擎　□ 健康类网站　□ 医学文献数据库　□ 其他________

6. 您认为媒体传播的健康知识，其质量主要由哪些因素决定？

A.□ 不知道（0分）

B. 以下因素：（一个0.2分，最多1分）

□ 媒体的影响力　□ 是否有专家参与　□ 主持人的知名度

□ 健康知识的时效性　□ 其他

7. 当您得知自己的某个习惯或行为（例如：高盐饮食、抽烟、大量饮酒、熬夜等）会对健康造成危害，您会（单选）：

□ 觉得无所谓（0分）

□ 有一些顾及，但不想改变自己的习惯或行为（0.33分）

□ 希望尝试改变自己的习惯或行为（0.66分）

□ 马上行动，改掉不良习惯或行为（1分）

8. 您愿意与身边的人分享健康相关知识吗（单选）？

□ 从不与任何人交流（0分）

□ 只与家人或关系密切的人交流（0.33分）

□ 如果别人主动谈起会与他交流（0.66分）

□ 主动与身边的人交流（1分）

9. 您会通过哪些方式与别人交流或分享与健康相关的知识：

A.□ 不知道（0分）

B. 以下途径：（一个0.2分，最多1分）

□ 口头聊天　　□ 短信或电话　　□ QQ、微博、微信

□ 参加公益活动　　□ 其他________________

五、请您对下列健康信息获取途径的信任程度进行评价（不计分，用于描述性研究）

健康信息获取途径	非常可靠	比较可靠	一般	不可靠	非常不可靠
家人和朋友					
网上信息					
图书、期刊、报纸					
咨询医生					
电视、广播上的健康知识讲座（非广告性质）					
医药推销广告					

附录二：农村慢性病患者在线健康信息获取行为调查问卷

国家社科基金项目

《新媒体环境下农村中年居民健康信息获取障碍研究》

——慢性病患者在线健康信息获取行为研究

调研材料

研究简介

研究目的：调查慢性病患者在互联网上是如何获取和评价健康信息的。因为您符合我们调研样本的纳入标准，所以邀请您参加我们的研究。

调研内容：这项调研包括三个内容。首先，请您完成一份健康信息素养的自评问卷（包含14个问题）；其次，请您利用互联网完成3个慢性病健康信息检索方面的任务，我们将通过屏幕记录软件记录您的在线行为，并分析您的搜索过程，当您完成浏览网页后，我们会对您进行一个访谈（包含9个问题）；最后，请您对通过互联网获取慢性病健康信息进行一个总体评价。

知情同意：在开始此次调研之前，请用几分钟的时间阅读以下“知情同意书”，然后在下面签上自己的名字，表示同意参与我们的研究。如果您需要，我们可以为您提供一份知情同意书的复印件。

国家社会科学基金项目课题组

2018年5月

知情同意书

本次调查是安徽省教育厅人文社科重点研究项目《面向全科医生的慢性病患者健康信息素养教育路径研究》调研工作的第一部分。目的是了解慢性病患者通过网络获取健康信息的能力和可能遇到的问题。

调查过程中将对受访者通过网络获取健康相关信息的全过程进行屏幕录像，并对访谈过程进行录音保存，以便在调研完成后能够清晰、准确地分析调研结果。

课题组承诺对调研过程中涉及的所有调研录音、录像及问卷资料给予严格保密。

本人已经完全了解此次调查的有关事宜，同意参加本次调查活动。

签名：__________

日期：____年__月__日

一、健康信息素养自我评价

以下14个问题是用于了解您的健康信息素养状况，问题没有对错之分，请根据您的情况选择合适的答案。

(1)您知道可以从哪些途径获取健康相关的知识吗?

完全知道　　知道一些　　不太清楚　　不知道

(2)您感觉通过互联网获取健康信息是很容易的事情吗?

非常容易　　比较容易　　有点困难　　非常困难

(3)您感觉通过纸质媒体(杂志或书本)获取健康信息是很容易的事情吗?

非常容易　　比较容易　　有点困难　　非常困难

(4)您感觉通过电视获取健康信息是很容易的事情吗?

非常容易　　比较容易　　有点困难　　非常困难

(5)您感觉与健康信息相关的专业术语和句子通常难以理解吗?

很容易理解　　基本能够理解　　不太理解　　基本听不懂

(6)您感觉评价纸质媒体(杂志或书本)上健康信息的可靠性是非常容易的事情吗?

非常容易　　比较容易　　有点困难　　非常困难

(7)您感觉评价互联网上健康信息的可靠性是非常容易的事情吗?

非常容易　　比较容易　　有点困难　　非常困难

(8)您感觉评价电视上健康信息的可靠性是非常容易的事情吗?

非常容易　　比较容易　　有点困难　　非常困难

(9)在与他人谈论健康相关问题时,您是不是经常感觉不知道该相信谁的话?

完全知道　　基本知道　　不太确定　　完全不知道

(10)健康相关的知识和信息对于保持您的健康状态是非常重要的,您认可吗?

非常认可　　基本认可　　不太认可　　不认可

(11)您希望能够从多种渠道获取健康相关的知识和信息吗?

非常希望　　希望　　　　　　　无所谓　　　　不希望

(12)如果您的身体遇到健康问题,您能表达您所希望获得的健康信息吗?

能表达　　　能表达,但有点困难　基本不会表达　完全不知道该如何表达

(13)您会将得到的健康相关的知识或信息应用于您自己和身边的人吗?

非常乐意　　无所谓　　　　　　基本不会　　　完全不会

(14)您愿意与他人分享我所知道的健康知识或者信息吗?

非常乐意　　无所谓　　　　　　不太愿意　　　不愿意

二、在线慢性病健康信息检索行为

请通过互联网完成以下三个健康信息检索任务:

(1)利用互联网,找出1个您认为最佳的包含慢性病健康知识的网站;

(2)从这个网站上选择3篇与您健康状况相关且是您最感兴趣的文章,并保存到本地磁盘上;

(3)依据您的健康状况,选择一种慢性病,利用互联网查找您认为最佳的治疗方案。

三、访谈

现在已经完成在线慢性病健康信息检索任务,我想问您针对这个过程中的一些问题,请尽可能回答我的问题。对问题的回答没有对与错。我们只是想知道你的想法。请大声并清晰地表达,以便当我们听录音时,可以清楚回放您的回答,并分析这些信息。

1.检索过程和策略

a.对于您找到的最好的慢性病健康知识的网站(或信息发布平台),您是如何判断这个网站是提供慢性病知识最好的网站的。

b1.如果您使用了网络搜索引擎,请回答以下问题:您以前用过这个搜索引擎吗?在搜索引擎提供的这些网站当中,您为什么选择这个网站而没

有选择其他网站？您以前访问过这个网站吗？

b2. 如果您没有使用搜索引擎，请回答以下问题：您是通过什么途径知道这个网站的？您以前浏览过这个网站吗？

c. 总的来说，找到这个网站您是否感觉很容易或者很困难？

d. 在下载或保存感兴趣的慢性病文章时，您是否感觉有困难？哪些步骤您认为有困难？

2. 在线健康信息质量评价

a. 您对这个网站（或手机端信息发布平台）的第一印象如何？您认为网站（或手机端信息发布平台）首页内容的安排如何？

b. 您认为这个网站（或信息发布平台）在设计上有哪些方面（特征）让您认可这个网站？网站（或信息发布平台）设计上哪些方面（特征）最让您不满意？

c. 在理解慢性病知识方面，这个网站（信息发布平台）最有帮助的信息是什么？这个网站是否提供了您以前不了解的慢性病健康信息？

d. 关于慢性病的治疗方案，您通过哪些因素来判断该方案的可靠性？

e. 您还会来访问这个网站（或信息发布平台）吗？如果您的家人或朋友想要了解慢性病知识，您会介绍这个网站（或信息发布平台）吗？为什么？

四、关于通过互联网获取慢性病健康信息，您还有其他问题吗？

五、基本信息（您的所有信息仅用于社会人口学分析，将被严格保密）

年龄：________ 性别： □男 □女

受教育程度：□小学及以下 □中学/技校/中专 □大学 □研究生及以上

工作性质：□企事业单位员工（含离、退休） □务农 □自谋职业者 □无工作

互联网使用时间：□没用过 □1年以下 □1—3年 □3年以上

手机使用时间： □没用过 □1—3年 □3年以上

慢性病情况：□患有一种慢性病：______□患有两种及以上慢性病：______

首次确诊罹患慢性病时间：□1年以内 □1—3年 □3—5年 □5年以上

礼品已领取，请签名： 电话：

调查至此结束，祝您健康！

附录三:在线健康信息质量评价工具——HONcode

我的网站是否符合HONcode八大原则?

原则1:信息的权威性

1. 我的网站给出了为其行为和内容负责的组织或个人的一般信息,以及编辑或主要作者的信息。(单选)

☐ A.是,给出了编辑或作者的名字。

☐ B.否。

2. 我的网站提供了医学健康信息或建议(多选)

☐ A.这些信息或建议均由具备培训/资格证书的医学健康专业人员提供。

☐ B.所有的由非医学专业人员或组织提供的医学健康信息或建议都会被清楚注明(比如免责声明)。

☐ C.有一些未署名的医学健康信息。

原则2:补充性/网站目的/目标人群

3. 网站所提供之医学或健康信息旨在支持而非取代患者与其医生之间的关系。此事实在您的网站中是否能被清楚地确定。(单选)

☐ 是　　☐ 否

4. 描述网站目的或动机之声明是否在您的网站出现。(单选)

☐ 是　　☐ 否

5. 此网站是否清楚地提及网站针对的使用人群(大众,医务专业人员,高校学生……)。(单选)

☐ 是　　☐ 否

原则3:隐私权—保密性

6. 关于电子邮箱地址,个人及医学信息的隐私/保密政策都会在网站上写明。(单选)

☐ 是　　☐ 否

7. 我的网站及其镜像网站是否遵守了网站所在地,国家和省制定的包括保

护医学及个人信息隐私在内的法律规定？（单选）

□ 是　　□ 否　　□ 不知道

原则4：所有信息必须附上参考文献并加注日期

8. 对于整个网站以及所有包含医学健康信息内容的网页都指明了最后的修改日期吗？（单选）

□ 是，整个网站都是如此。

□ 是，所有包含医学健康信息内容的网页都是如此。

□ 是，所有网页都如此。

□ 否。（如果需要，解释如下）

9. 我的网站包含来自外部资源的信息吗？（多选）

□ 是，但是未指明这些外部资源。

□ 是，通过超链接（有效并定期检查）指向外部资源。

□ 是，给出了外部资源的参考目录。

□ 否，我的网站的内容都是原创，是由网站编辑小组编写的。

原则5：信息的合理性

10. 我的网站介绍了某一特殊疗法，商品或服务的益处和功用？（多选）

□ 是，所有这些信息都是有根据的，清楚指明了供参考的科学研究成果和/或发表的文献。

□ 是，这些信息都是以我个人的研究或观点为依据。

□ 否。

原则6：详细的网站联系方式

11. 在整个网站，都可以很容易地找到网站管理员的有效的电子邮箱地址或一个联系方式的链接？（单选）

□ 是　　□ 否

原则7：网站资金来源的公开

12. 我的网站清楚写明了其资金来源？

来自商业或非商业组织：（单选）

□ 是　　□ 否

来自个人或私人网站，或免费主机托管的网站：（单选）

□ 是　　　□ 否

原则8：广告政策

13. 我的网站上显示广告，它是资金来源之一：（多选）

□ 有一版描述了我的广告政策。

□ 规定编辑内容和广告要明确分开。

□ 没有关于广告标语条的说明。

□ 所有的广告标语条都用“广告”一词被明确标注。

□ 广告没有被这样标注。

14. 我的网站是交换链接/标语条网站的一员（单选）

□ 是，有一份声明准确地描述了我的网站和其他网站之间的关系。

□ 是，有一份声明通过提到这些交换中获得的商业利益，明确了我的网站和其他网站之间的关系。

□ 是，但是没有关于我们政策的专门描述。

□ 否。

15. 我的网站不显示广告：（单选）

□ 明确声明我的网站不接受或显示任何广告。

□ 没有这样的声明。

附录四：在线健康信息质量评价工具——DISCERN

第一部分 本网站可靠吗？

1.网站目标明确吗？

不明确		部分明确		十分明确
1	2	3	4	5

注：网站首页是否能体现出健康主题？

2.网站目标实现了吗？

没有		部分实现		完全实现
1	2	3	4	5

注：网站是否提供了相关的健康信息？

3.网站内容是否与用户的需求相关？

不相关		部分相关		十分相关
1	2	3	4	5

4.网站所引用的信息的来源是否明确？

不明确		部分明确		十分明确
1	2	3	4	5

注：信息来源包括网站提供的参考书目、专家通讯方式或者某组织，或指明来源于某项科学研究。

5.是否能确定网站所发表的健康信息是正式公开的

不明确		部分明确		十分明确
1	2	3	4	5

注：网站是否有信息来源的日期(编辑日期、出版日期、版权登记日期)标注？

6. 信息是客观的吗?				
不是		部分是		全部是
1	2	3	4	5

注:是否来源于个人观点?网站信息是否片面?

7. 是否提供了获取更多健康信息的细节?				
没有		部分		有
1	2	3	4	5

注:进一步阅读的建议或细节信息。

8. 网站是否提及最有效的治疗方案存在因人而异的现象?				
未提及		部分提及		提及
1	2	3	4	5

第二部分　有关治疗方案选择方面的信息质量如何?

(自我照顾)保健、康复也属于治疗方案的一种。

9. 它描述了每种治疗方法的效果吗?				
没有		部分		有
1	2	3	4	5

注:是否有关于治疗方法对身体产生的影响的一些描述?

10. 它描述了每种治疗方法的益处吗?				
没有		部分		有
1	2	3	4	5

注:益处包括可以控制或消除症状。

11. 它描述了每种治疗方法的风险吗?				
没有		部分		有
1	2	3	4	5

注:风险可能包括副作用、并发症和不良的短期和长期的反应。

12. 它是否描述了如果对于疾病不予以治疗会产生什么后果?				
没有		部分		有
1	2	3	4	5

注:包括推迟治疗、观察病情或直接放弃治疗的益处和风险的描述。

13. 它是否描述了治疗方案的选择对生命质量的影响?				
没有		部分		有
1	2	3	4	5

注:包括有关治疗方法对日常活动影响的描述;或者治疗方法对与家庭、朋友、护理人员之间关系产生的影响的描述。

14. 是否明确表示不仅只有一种治疗方案可供选择?				
没有		部分		有
1	2	3	4	5

15. 治疗方案的选择是否可以与别人分享?				
没有		部分		有
1	2	3	4	5

注:是否提供一些建议,这些建议可以用来和家人、朋友、医务人员进行讨论。

第三部分 网站总体评价

16. 基于以上所有问题的答案,评估网站的总体质量,以此来作为选择治疗方案的信息来源。				
低		中等		高
存在严重或大量不足		稍微重要或无严重不足		稍微不足
1	2	3	4	5

附录五：在线健康信息质量评价工具——Michigan Checklist

Michigan Checklist
健康类网站质量评估检查单

网站名称：________ 检查日期：____________
地址(URL)：________________________________

问题	答案	如何评分	得分
一、内容			
权限： 1.是否列出了作者的姓名和学历？或者是提供了出版机构的联系信息？	是/否	是=+2分 否=-2分	
时效： 2.是否给出了信息的原始发布日期？ 3.是否给出了信息的最新修订日期？	是/否 是/否	是=+1分 否=-1分 是=+2分 否=-2分	
信息： 4.信息所涉及的内容是稳定的(例如对元素周期表等常识性内容的描述)，还是经常变化的(例如对因人而异的治疗方案的描述)？ 5.是否描述了信息的版权归属(信息来源)？ 6. 如果是，对使用知识产权问题的限制是否明确？(例如标注了"欢迎转载"或"不允许转载"等字样)	是/否 是/否 是/否	没有分数 是=+3分 否=-3分 是=+1分 否=-1分	
范围/选择： 7.是否有清楚的网站简介？ 8.信息中如果存在超链接，查看该超链接来源是否有效？	是/否 是/否	是=+1分 否=-1分 是=+2分 否=-2分	

观众：			
9. 文章是否明确指出了阅读对象？	是/否	是=+2分 否=−2分	
10. 文章内容可以明显反映出阅读对象是哪些人群吗？(例如：文章“7个技巧让你喝酒不伤肝”，就能明确地看出阅读对象应该是关注酒精摄入的人群)	是/否	是=+1分 否=−1分	
11. 第8题或第9题的答案如果选择“是”，请选择可能的阅读对象群体(尽可能多选)： A. 公众/病人 B. 临床医生(MD，DDS，DO，etc) C. 临床支持人员(护理、陪护人员等) D. 研究人员/科研人员 E. 其他	A/B/C/D/E	没有分数	
12. 内容适合阅读对象吗？	是/否	是=+2分 否=−2分	
13. 信息的展示方式(比如：图片、视频、文字的详细描述)是否让阅读对象易于理解？	是/否	是=+1分 否=−1分	
价值：			
14. 这些信息还可以通过其他渠道获得的吗？(①粘贴一段文字，百度一下，看是否有其他网站发布过，记录下能找到的最早发布的网页的日期；②在cnki检索一下期刊、书籍是否发布过该信息)	是/否	没有分数	
15. 如果是，选择一个： A. 打印资源(书籍，期刊，小册子等) B. 其他因特网资源/网站 C. 其他的电子资源(数据库，电子期刊等)	A/B/C	没有分数	
16. 如果是，该网站的信息质量与其他可用来源相比如何？ A. 优于其他来源(本条信息内容更丰富或者发布日期更早) B. 与其他来源等同 C. 低于其他来源(截取自其他网站信息片段)	A/B/C	A=+3分 B=0分 C=−3分	
17. 如果是，如何通过这个web站点访问信息与其他可用的资源进行比较呢？ A. 更容易找到/使用 B. 对于寻找/使用的工作量是相同的 C. 更难找到/使用	A/B/C	A=+2分 B=0分 C=−2分	

准确性：			
18. 来源是引用别人的还是原创的？	是/否	是=+3分 否=-3分	
19. 有参考书目或参考资源清单吗？	是/否	是=+2分 否=-2分	
20. 你能识别出信息中的错误或重大遗漏吗？	是/否	是=-3分 否=+3分	
21. 文章中是否涉及主观意见或误导或有偏见的描述？	是/否	是=-3分 否=+3分	
22. 以你所掌握的知识，该文章发布的信息是否准确？	是/否	是=+2分 否=-2分	
23. 是否存在可识别的利益冲突？（考查不要有商业广告嫌疑）	是/否	是=-2分 否=+2分	
广告：			
24. 网站是商业网站（主要用于促销或销售产品）吗？	是/否	没有分数	
25. 如果“不”，请跳到26题。如果“是”，回答如下：			
25a.网站是否也包含对健康有价值的文章？	是/否	是=+2分否=-2分	
25b.广告与健康相关文章是否是彼此独立的？	是/否	是=+2分否=-2分	
25c.广告信息是否针对目标受众人群（如问题11所定义的）？	是/否	是=+1分否=-1分	
25d.广告中有图形或动画吗？	是/否	是=+1分否=-1分	
25e.广告设计是否具有误导性？	是/否	是=-2分否=+2分	
26. 网站是一个非商业网站（可以促进或销售产品，但不是作为主要目的，网站主要目的是提供健康相关的信息、服务或资源）？	是/否	没有分数	
27. 如果“不”，请跳到28题。如果“是”，回答如下：			
27a.网站是否也包括广告或产品信息？	是/否	是=-1分否=+1分	
27b.广告与健康相关文章是否是彼此独立的？	是/否	是=+2分否=-2分	
27c.广告信息是否针对目标受众人群（如问题11所定义的）？	是/否	是=+1分否=-1分	
27d.广告中有图形或动画吗？	是/否	是=-1分否=+1分	
27e.广告设计是否具有误导性？	是/否	是=-2分否=+2分	

二、易用性			
导航：			
28. 网站是否包括一张目录或网站地图(分类导航)?	是/否	是=+3分 否=-3分	
29. "帮助"功能是否可用?	是/否	是=+2分 否=-2分	
30. 页面窗口的标题栏是否与该网页的内容或位置结构一致?	是/否	是=+2分 否=-2分	
31. 页面标题是否出现在顶部窗口栏中?	是/否	是=+2分 否=-2分	
32. 可点击的图像(影像图)有相应的文本链接吗?	是/否	是=+2分 否=-2分	
(图片是否有超链接)	是/否	没有分数	
33. 屏幕布局是否合理?	是/否	是=+3分 否=-3分	
34. 每一页都提供返回主页的途径吗?		是=-3分	
35. 浏览器的"后退"按钮是灰色的吗?(无法返回上一页面)	是/否	否=+3分	
速度：			
36. 页面是否包含不必要的大型图形(导致显示速度慢)?	是/否	是=-1分 否=+1分	
37. 服务器的速度是否慢，或者经常无法访问?	是/否	是=-2分 否=+2分	
访问：			
38. 非活动("死亡")链接明显吗?(点击"超级链接"后找不到网页)	是/否	是=-2分 否=+2分	
39. 如果是，链接是否超过链接总数的10%?	是/否	是=-3分 否=+3分	
40. 网站的部分内容是否被限制为注册用户才能访问?	是/否	没有分数	
41. 如果是，使用或注册是否有费用?	是/否	没有分数	
42. 如果是，网站能否记住已注册信息(cookie中已记录，不需要重新登录)	是/否	没有分数	
43. 一旦登录后，访问任何网页是否都显示为"已登录"状态?	是/否	是=+2分 否=-2分	
评估总分(数值范围)：			
0—25 差 26—50 较差 51—60 平均 61—70 好 71—80 优秀			

附录六:在线健康信息质量评价工具——LIDA

说明:

关于维度一（可访问性），请访问 www.minervation.com/validation 并输入您希望评估的网站的网址。该网站会自动生成生成问题1.1到1.4的答案。

关于问题1.5、1.6、维度二（可用性）和维度三（可靠性），请查看网站并在提供的框中输入您的评分。在0到3的范围内给每个问题打分，其中:

0 =没有

1 =偶尔

2 =经常

3 =总是

Minervalidation验证工具评估健康网站的设计和内容
该工具测量三个方面：
1. 可访问性
  a. 用户可以访问您的网站吗？
  b. 您的网站是否符合可访问性法律标准？
  c. 您的竞争对手排名在您之前吗？
  d. 您的网站在编码和相关元数据方面是否反映了“最佳实践”？
2. 可用性
  a. 您的用户可以找到他们需要的信息吗？
  b. 用户可以有效地使用您的网站吗？
  c. 人们使用您的网站需要花多少钱？
  d. 您的网站访问者是否会再次使用该网站？
3. 可靠性
  a. 您的网站是否与最新研究保持同步？
  b. 您的网站是否反映了最新的知识？
  c. 您的用户是否信任您为他们提供公正的信息？
  d. 您的网站是否始终符合最高的信息质量标准？
  e. 您的网站有害或者有危险吗？
为什么这三个维度很重要？
这三个维度之所以重要，有多种原因：一些法律上的原因，一些政治上的原因，一些经济上的原因。
维度一：可访问性
•确保现在的规则是对所有人开放
•通过符合无障碍标准，NHS和提供健康信息的非营利性网站将被允许加入NHS信息合作伙伴计划，因此可以通过NHS直接在线进行搜索，从而增加访问量。
•全文在线可用的研究信息比访问受限的信息具有更大的影响。
维度二：可用性
•如果人们不能有效地使用您的网站，他们会去其他网站。
•您的网站可能浪费了用户无法承受的时间。
•大多数卫生网站以用户难以理解的方式提供信息。
•如果您的网站使用不便，您的用户可能不会再次访问。
维度三：可靠性
•如果您的网站没有明确的质量控制政策，用户将不会信任您的网站。
•Web运行状况信息通常包含错误信息，并且通常不完整。
•在某些情况下，实际上已经证明网站是有害或危险的。您可以确定您的网站安全吗？
•甚至“基于证据”的指南也被证明存在偏见。
我们还可以使用其他评估工具吗？
•是的，有数百种，但是几乎没有经过可靠性测试。
•经过测试的产品大多不可靠。
•少数可靠的评估工具无法充分解决可访问性和可用性问题。
•根据众所周知的质量计划验证的信息仍然倾向于不可用。

维度一：可访问性评价				
评价的意义： 网站是否符合W3C和Bobby标准？ 用户可以访问网站中的信息吗？ 网站是否能在未来自证？				
1.1 页面设置 识别网页的特征，使浏览器能够正确地解释它。				
1.1.1 文档类型定义				
1.1.2 HTTP-Equiv 内容类型（在标题中）				
1.1.3HTML语言定义				
1.1.4 页面标题				
1.1.5 元标记关键字				
1.2 访问限制 这些因素会限制用户（特别是残障人士）对网站的访问。				
1.2.1 图像Alt标签				
1.2.2 指定的图像宽度				
1.2.3 表摘要				
1.2.4 框架 网站不得使用框架，因为它们会使残疾人士对屏幕阅读器感到困惑，并给其他用户造成可用性问题。				
1.3 过时的元素 在后续的版本中将不再使用的HTML元素；应该使用样式表来完成，以消除效率低下和设计实践的不一致。				
1.3.1 正文标签				
1.3.2 表标签				
1.3.3 字体标签				
1.3.4 校准				
1.4 都柏林核心标题 确保与NHS指令兼容的元数据。				
1.5 浏览器测试 该网站应能在所有常用的浏览器上和Macintosh上运行。				
有关当前浏览器的详情，请参见：http://www.minervation.com/news_archive. asp ?t=10&nid=160&d=200503.				
1.6 注册				
信息是否可以全文显示而无需注册，登录或订阅？	0	1	2	3

<table>
<tr><td colspan="5">某些功能(例如eCommunity)无需登录或注册3分
免费注册1分
登记注册0分</td></tr>
<tr><td colspan="5">维度二:可用性评价</td></tr>
<tr><td>评价的意义:
用户能够找到他们需要的信息吗?
如果可用性很低,会增加用户的使用成本。
优良的可用性会增加网站用户的黏性和网站收入。</td><td colspan="4">总分:</td></tr>
<tr><td colspan="5">2.1清晰性
清晰的设计能够通过提高可访问性、发布内容和鼓励性探索来提高网站的可用性。</td></tr>
<tr><td>2.1.1 该网站的设立是为了哪些用户,有没有明确的说明?</td><td>0</td><td>1</td><td>2</td><td>3</td></tr>
<tr><td colspan="5">需要花费很长时间才找到这个信息吗?(不是:2分;是的:1分;找不到这个信息:0分)
此信息在主页上明确说明了。(3分)</td></tr>
<tr><td>2.1.2 对于信息的描述是否与用户的知识水平相适应?</td><td>0</td><td>1</td><td>2</td><td>3</td></tr>
<tr><td colspan="5">在评估这个问题时,试着从2.1.1中指定的组中考虑一个典型的用户。
➢ 网站能否引导用户找到与他们知识水平一致的细节信息?
➢ 是否有用户不能理解的一些术语?
➢ 语言是否复杂?
➢ 网站是否充分利用图形来解释复杂的信息?
➢ 例如:为中老年用户描述健康信息时,过多地涉及专业名词或术语,那么对信息的描述与用户的知识水平就是不相适应的。</td></tr>
<tr><td>2.1.3 主要的信息块的布局是清晰易读的吗?</td><td>0</td><td>1</td><td>2</td><td>3</td></tr>
<tr><td colspan="5">查看文章内容:
➢ 字体大小是否合适?
➢ 是否适用了副标题?
➢ 在一篇较长的文章中,是否适用项目符号列表和超级链接文档。
➢ 一页是否太长(太长就比较差了,一般需要有“回到顶部”的链接)。</td></tr>
<tr><td>2.1.4 网站中的导航是否清晰且结构合理?</td><td>0</td><td>1</td><td>2</td><td>3</td></tr>
<tr><td colspan="5">查看按钮、链接和菜单:
➢ 你能辨别链接或按钮在哪里吗?
➢ 链接或按钮上是否具有功能提示?
➢ 你是否清楚点击哪个菜单,能够找到你所需要的信息?</td></tr>
<tr><td>2.1.5 你是否始终清楚自己处在网站的哪个位置?</td><td>0</td><td>1</td><td>2</td><td>3</td></tr>
<tr><td colspan="5">网站系统中会有导航功能,让您清楚当前您所处的网站位置或板块。</td></tr>
<tr><td>2.1.6 色彩设计是否合适和吸引人?</td><td>0</td><td>1</td><td>2</td><td>3</td></tr>
</table>

➢ 对目标用户来说，色彩设计合适吗？ ➢ 有品位吗？ ➢ 可读性高吗？ ➢ 用黑白打印机打印一个页面，看看是否有足够的对比度让色盲的人能够阅读内容。 检查一下鼠标移动选定内容时，超级链接等的颜色变化。				
2.2 一致性	总分：			
一致的设计可以帮助用户了解一个网站如何工作，以及在哪里寻找他们需要的信息。				
2.2.1 整个网站的页面布局是否相同？	0	1	2	3
菜单、文本内容、页眉、页脚等是否始终一致？				
2.2.2 导航链接是否具有一致的功能？	0	1	2	3
尝试当你点击链接时发生的情况，例如： ➢ 外部链接是否总是在新窗口中打开？ ➢ “首页链接”或网站“LOGO”是否总是带你回到首页？ ➢ 搜索或反馈按钮是否正常工作？				
2.2.3 网站的结构是否一致？	0	1	2	3
查看不同区域的内容布局是否一致？ ➢ 如果是这样，用户就会发现在网站上找到他们需要的东西变得更加容易。 ➢ 可以尝试利用网站地图，来考察不同区域的内容布局是否一致。				
2.3 功能性	总分：			
网站必须为用户提供适当的工具，以帮助他们找到所需要的信息。				
2.3.1 网站是否提供有效的搜索工具？	0	1	2	3
浏览该网站，尝试使用一个术语去检索相关信息，能够找到相关页面吗？ ➢ 结果的排序是否合理？（例如：是否按时间或关键字的相关程度等排序） 你能优化你的搜索结果吗？（例如：是否提供“在结果中查找”功能）				
2.3.2 网站提供有效的浏览工具吗？	0	1	2	3
在网站中选择一篇文章，设想一个用户查找该文章的典型方法，然后回到网站首页尝试查找该文章。 ➢ 你能通过一步一步的内容浏览，找到该文章吗？（不适用搜索工具） ➢ 点击哪里能够显示该文章，是明确的吗？ 找到该文章需要多少次点击？（一般要求不大于3次）				
2.3.3 网站的设计是否能够降低使用网站的认知负荷？	0	1	2	3
认知负荷用来描述一个网站是否需要用户在得到他们想要的东西之前，去学习、记住或阅读大量的不必要的信息。 如果一个网站和他的工作方式能够让你很快适应，那么这个网站的认知负荷是低的（好的）。				

<table>
<tr><td>2.3.4 站点是否支持浏览器导航工具？</td><td>0</td><td>1</td><td>2</td><td>3</td></tr>
<tr><td colspan="5">一个好的网站应该支持浏览器的导航功能。
例如：鼠标经过一个链接来获取目标，地址栏中显示页面地址，窗口标题栏中显示标题等</td></tr>
<tr><td>2.3.5 如果没有第三方插件，你会使用网站吗？</td><td>0</td><td>1</td><td>2</td><td>3</td></tr>
<tr><td colspan="5">评分标准：
不需要插件或pdf软件就能在网站任何地方获取文本：3分
适当使用免费的插件（如pdf）：2分
必须使用插件：0分</td></tr>
<tr><td colspan="3">2.4 可结合性</td><td colspan="2">总分：</td></tr>
<tr><td colspan="5">能够为用户提供满意体验的网站更有效、也会更受欢迎。</td></tr>
<tr><td>2.4.1 用户能够有效判断网站是否适用于他们？</td><td>0</td><td>1</td><td>2</td><td>3</td></tr>
<tr><td colspan="5">➢ 能在访问网站的数秒钟内做出判断吗？
➢ 用户能快速找到他们需要的分类内容吗？</td></tr>
<tr><td>2.4.2 网站是否具有交互性？</td><td>0</td><td>1</td><td>2</td><td>3</td></tr>
<tr><td colspan="5">考查网站的新闻简讯、BBS，聊天、查询和反馈表单，动画或图例等内容。
➢ 对于新闻简讯，寻找感兴趣的主体的能力，而不是一般更新。
➢ 对于BBS，是否有大量用户的活动公告板。
➢ 对于反馈机制，网站提供了专门的信息交互表单（文本录入和按钮控件等），而不是简单的电子邮件地址，同时，这些反馈信息发送给谁，是清晰明确的。</td></tr>
<tr><td>2.4.3 用户使用网站时有个性化体验吗？</td><td>0</td><td>1</td><td>2</td><td>3</td></tr>
<tr><td>2.4.4 网站是否整合了非文本媒体？</td><td>0</td><td>1</td><td>2</td><td>3</td></tr>
<tr><td colspan="5">包括图片、图标、音频等。
➢ 他们看起来专业吗？
➢ 是否恰当？</td></tr>
<tr><td colspan="5">维度三：可靠性评价</td></tr>
<tr><td colspan="5">评价的意义：
网站是否提供了全面、相关、没有偏见的信息？如果没有，则其是不可靠的且可能是有害的。
在对网络健康信息质量研究的文献回顾中，70%的人发现信息质量是一个问题。</td></tr>
<tr><td colspan="3">3.1 实效性</td><td colspan="2">总分：</td></tr>
<tr><td colspan="5">如果一个网站没有定期更新其内容，那么新的认知会造成网站信息质量下降。</td></tr>
<tr><td>3.1.1 网站是否对最新的事件做出响应？</td><td>0</td><td>1</td><td>2</td><td>3</td></tr>
<tr><td colspan="5">尝试在网站中寻找最新事件的报道、新闻项目等。</td></tr>
</table>

3.1.2 用户是否可以提交特定内容的评论？	0	1	2	3
查看是否开放“评论”功能(通常在页面底部)。				
3.1.3 网站内容是否在适当的时间间隔内更新？	0	1	2	3
临床内容是否经常更新到最近日期？查看网站新闻的发布信息是否是最近更新的。 没有标注发布日期(0分) 可以接受的更新期限：治疗类信息发布日期在6个月以内，临床诊断类信息和其他背景信息12个月以内。(1–2分) 较理想日期：3个月以内(3分)				
3.2 利益冲突		总分：		
调查显示，对于健康网站用户来说，公开网站或文章的赞助商是一个关键问题。				
3.2.1 网站的负责人(公司)是谁很清楚吗？	0	1	2	3
3.2.2 谁为该网站付费很清楚吗？	0	1	2	3
网站是否披露了其运营资金来源？				
3.2.3 对于网站的运营团队是否有明确说明？	0	1	2	3
3.3 内容制作		总分：		
如果没有采用严格的方法收集信息，结果可能会有偏差。				
3.3.1 网站是否报告了明确的内容制作方法？	0	1	2	3
查看网站新闻，分析所涉及的信息是如何产生的。(咨询专家、应用其他来源等，是否有清晰描述？)				
3.3.2 方法是可靠的吗？	0	1	2	3
理想情况下，一个可靠的方法应该包括： ➢ 识别明确的用户需求； ➢ 全面搜索相关文献； ➢ 使用基于证据的准则对资源的有效性进行评估； ➢ 独立的专家评审网站内容； ➢ 目标受众对网站信息的评论；				
3.3.3 这些信息是否可以从原始资料中查到？	0	1	2	3
➢ 以你的判断，哪些语句需要参考文献的支持。(一般是一些结论性的语句) ➢ 是否清晰描述了疾病的临床定义。				
3.4、3.5为附加条目——需要联系网站组织				
3.4 内容制作程序		总分：		
3.4.1 发布信息前，需要明确网站的受众吗？	0	1	2	3
3.4.2 是否进行了全面的文献检索？	0	1	2	3

3.4.3 检索到的文件是否得到了批判性的评价?	0	1	2	3
3.4.4 网站发布的信息是否有学科专家参与编写内容?	0	1	2	3
3.4.5 内容是由独立专家或专家小组评审的吗?	0	1	2	3
3.5 内容发布程序		总分:		
3.5.1 文献检索找到了正确的信息吗?	0	1	2	3
3.5.2 内容是否符合当前选题领域的最佳实践?	0	1	2	3
3.5.3 内容准确吗?	0	1	2	3
检查编辑是否有错误,比如信息的分类(例如:关于转移性癌症的信息被分类放入非转移性癌症的信息分类中),是否有不正确的引用和拼写错误等。				

Summary Sheet	
URL:	
Site Owner:	
可访问性评价: /63	自动化测试: /57 浏览器测试: /3 全文可用性: /3
可用性评价: /54	清晰度: /18 一致性: /9 功能性: /15 可结合性: /12
可靠性评价: /27	时效性: /9 利益冲突: /9 内容制作: /9 内容制作程序: /15 内容发布程序: /9

附录七：在线健康信息质量评价工具——SAM

材料适用性评估(Suitability Assessment of Material)评分表

说明：

1. 阅读SAM因素列表和评分表上的评估标准。

2. 阅读你想要评估的材料，并确定其目的和要点。

3. 对于短文档（例如小册子或单页文本），评估整个文档。对于较长的文档（例如小册子），选择要评估的关键部分的样本，或者选择三页内容与小册子目的相关的主题。对于超过50页的文档，将样本量增加到6页。

4. 使用所提供的评估标准对22个SAM条目进行评估和打分，并在评分表上圈出相应的分数。评分系统提供：

非常好的评价：2分

比较好的评价：1分

不满足要求的评价：0分

当你评估每一个条目时，你可能会发现材料的不同部分有很大的差异。对于任何一个条目，有些部分可能评分高（优），而其他部分可能评分低(不合适)。解决这个问题的方法是，在你的材料中加入你在上面步骤2中确定的关键点。

5. 如果要评分的条目与您的文档无关，则在该部分的score列上写N/A。

6. 计算总体适合度评分。当你评估了所有的条目，并在评分表上为每个条目圈出一个分数时，将圈出的分数相加，得到总分。最高可能的总分是44分（100%），这几乎从未发生过。更典型的得分是34/44（77%）。

考虑到SAM因素可能不适用于你的材料，修改你的最高可能总分，从44分中每N/A减去2分。

SAM百分比评级的解释：

70–100分　非常好的材料

40–69分　比较好的材料

0–39分 不满足要求的材料

7. 决定缺陷的影响和采取什么行动。在这22个因素中任何一个不合适的评分都是重要的，应该进行评审。如果在可读性水平和/或文化适宜性方面有任何不合适的地方，即使所有其他评分都很好，评审也是至关重要的。

注：材料评估方法的SAM适用性是由Doak、Doak和Root于1993年开发的，并发表在《教授低读写能力患者》（1996，Lippincott，Williams &amp，威尔金斯）。

SAM待评估条目		评估标准	得分
1. 内容	a. 目标 读者理解材料的目的是很重要的。如果他们不这样做,他们可能会错过要点	目的在标题、封面插图或介绍中明确说明	2
		目的不明确。它是隐含的,或有多个目标	1
		标题、插图或引言中没有说明目的	0
	b. 主题内容 成年学习者通常想要解决他们的问题,而不是学习事实。最感兴趣和使用的内容很可能是帮助解决问题的信息	材料的重点是知识/技能的应用,而不是阐述某个事实	2
		至少40%的内容主题集中在令人满意的行为或行动上	1
		几乎所有的话题都集中在阐述某个事实上	0
	c. 范围 范围应限于材料的目的/目标,以及在通过阅读信息能够学到什么	范围仅限于与目的直接相关的重要信息。经验表明,它可以在可接受的时间内学习到	2
		范围超出了文件的目的,但非必要信息不超过40%。重点可以在可接受的时间内学习	1
		范围与可用的目的和时间远远不成比例	0
	d. 总结/摘要 总结或摘要为读者提供了一个机会,使他们能够在其他词语或例子中看到要点。总结是非常重要的,因为读者在第一次阅读时往往会忽略要点	其中包括一个摘要或总结,复述文章的关键信息	2
		简单回顾了一些文章的思想	1
		文章结束后没有给出摘要或总结的相关内容	0
2. 素养要求	a. 阅读要求 文本阅读水平将是文章的目标群体能否理解文章的一个重要因素	小学水平就能够看明白文章内容	2
		需要中学水平才能够看明白文章内容	1
		需要大学水平才能够看明白文章内容	0
	b. 写作风格 写作风格和积极的声音导致易于理解的文本。例如:“每天服药(主动语态)”比“病人被建议每天服药(被动语态)”更有效。在文章中的长难句和从句会减慢阅读速度,并常常使理解变得更加困难	这两种句式都存在: (1)文本多为会话式,和主动语态; (2)广泛使用简单句,很少有句子包含从句	2
		约50%的文本使用会话风格和主动语态。不到一半的句子含有信息	1
		始终使用被动语态,大量使用长难句和从句	0

	c. 词汇 最好是：使用常见的、明确的词汇，例如：医生，而不是专家或内科医生。 避免使用表示一般术语的词： 类别（例如："残疾人部门"而不是"专门为残疾人设计的部门"）；概念（例如："正常范围"与"15—70米"）；价值判断（例如："极度的疼痛"而不是"持续5分钟以上、让人难以思考其他事情的疼痛"） 使用能够创造形象的词语（例如：使用"面包"而不是"膳食纤维"；使用"流鼻涕"而不是使用"黏液过多"）	同时存在以下两种情况： （1）使用的几乎都是常用词汇； （2）通过例子来解释：技术、概念、范畴和价值判断词汇	2
		使用的词几乎都是常用词。技术概念、范畴和价值判断词有时用例子来解释，其中包括一些术语或数学符号	1
		满足以下下列条件中的两个： （1）不常见的词经常被用来代替常见的词； （2）没有举例说明技术、概念和方法； （3）广泛使用行话	0
	d. 上下文 当我们首先了解上下文时，我们会更快地学习新的知识/行为。例如："为了找出你的问题（首先是上下文），医生会抽取你的血液样本在实验室里进行测试。"这里的"问题"到底指什么？上下文应该有交代	在呈现信息之前，材料始终对该信息提供上下文支持	2
		在呈现信息之前，约有50%的对该信息提供上下文支持	1
		很少或者不提供上下文支持	0
	e. 内容的组织比较好 有标题，非常简短地说明了接下来要做什么。这些"标题"使文本看起来不那么冗长，并让读者的思维过程对下一个主题有所准备	几乎所有的主题之前都有一个提前的标题，说明下面的内容是什么	2
		很少的内容使用了小标题	1
		没有使用标题	0
3. 图表	a. 封面图片	以下三项都满足： 封面图是友好的、有吸引力的、清楚地描述文章的目的	2
		封面图满足上述1—2个标准	1

		没有封面图片或封面图片不满足上述标准	0
	b. 插图类型	满足以下两项： (1)图形是比较简单的，看着很舒适的； (2)读者可能对插图的类型是比较熟悉的。例如，柱状图、饼图等	2
		满足上述标准之一	1
		上述两个标准都不满足	0
	c. 插图的相关性 一些无关紧要的细节，比如房间背景、精致的边框、不需要的颜色，都会分散读者的注意力，他们的眼睛可能会被这些细节"吸引"。插图应该直观地说明重点	插图以视觉的方式呈现关键信息，这样读者就可以从插图中领会关键思想。没有令人分心的插图	2
		插图内有一些影响用户理解文章的内容或插图不足	1
		有令人看不懂的或太过专业的插图，或者与文章内容无关，或者没有插图或插图过多	0
	d. 列表、表格、图形 许多读者不理解列表、图表和图表的用途。解释和说明是必要的	通过一个例子，提供了逐步的指导，将帮助用户理解文章的内容，并提高自信	2
		图表的说明太简短，读者不需要额外的咨询就无法理解图表	1
		虽然提供了图表但是没有解释	0
	e. 图和表的题注	几乎所有插图和表格都提供了解释性说明	2
		对于图表有一些简单的说明	1
		不使用图注或表注	0
4. 布局和排版	a. 布局 布局对材料的适用性有很大的影响。	至少满足下列8条中的5条： (1)插图与相关文本是相邻的； (2)内容的布局和内容的逻辑关系是一致的，便于读者预测内容的描述； (3)使用视觉提示标记(阴影、方框、箭头)，将注意力引向特定的点或关键内容； (4)合理使用空白，使文本看起来更整洁； (5)使用字体或背景颜色对内容进行描述；让观众更容易区分文章的不同部分； (6)单行字符长度适宜；(单行字符在30~50个字符和空格) (7)字体和背景的对比度较高。(字体和纸张) (8)纸张表面无光泽或低光泽	2
		满足上述3个以上的条件	1

		满足2个及以下的条件。或者材料看起来既不吸引人也很难阅读	0
	b. 排版 字体大小和字体格式可以影响读者。例如，当页面上使用了许多(六种或更多)字体和大小时，外观会变得混乱，焦点也不确定	存在以下四个因素： (1)字体大小适宜。 (2)使用字体格式(粗体、大小、颜色)强调重点	2
		满足其中2个条件	1
		满足1个或不满足上述条件。或者排版中，使用了超过6种的字体格式	0
	c. 小标题 很少有人能记住超过七个独立的项目。对于读写能力较低的成年人，限制可能是三到五项。更长的列表需要分成更小的"块"	内容应该分为若干个小标题。内容相对独立，且没有小标题的项目不超过5个	2
		内容相对独立，且没有小标题的项目不超过7个	1
		内容相对独立，且没有小标题的项目超过7个	0
5. 学习动机的激励	a. 互动 当读者对指令做出反应(即做出反应)时，大脑中会发生化学变化，增强长期记忆的记忆力。应该要求读者解决问题，做出选择等等	提出问题供读者回答	2
		问答形式用于呈现问题和解决方案(被动交互)	1
		不提供互动学习刺激	0
	b. 行为模式 人们往往更容易通过观察，通过为自己做一些事情学到知识，而不是通过阅读或被告知。文章在说明问题时，更适宜使用具体、熟悉的实例，而不是抽象的或笼统的概念	文章指导了具体的行为或技能。例如：在做营养指导时，重点是对特定行为的指导，如阅读产品的标签	2
		信息是一种技术语言和通用语言的混合体，读者可能不容易从日常生活的角度来理解(例如，淀粉：80卡路里/份；纤维素：14克/份)	1
		信息以非特定或类别的术语(如食物组)表示	0
	c. 动机 当人们相信这些任务/行为是可以完成的时候，他们就会更有动力去学习	复杂的主题被细分成小的部分，这样读者就可以在理解或解决问题方面获得小的成功，从而产生自我效能感	2
		为了提高读者的自我效能感，对部分内容进行了细分	1
		没有对复杂的主体进行划分，来提供帮助人们理解内容的机会	0

6. 文化适用性	a. 文化适宜性 衡量材料文化适宜性的一个有效标准是，材料的逻辑、语言和经验与目标受众的逻辑、语言和经验是否匹配。例如：如果在某个文化里的人很少吃芦笋，而且芦笋没有在读者社区出售，那么对于芦笋的营养，其文化适宜性就很低	材料的中心概念/思想在文化上似乎与目标文化的逻辑、语言和经验相似	2
		50%的核心内容在逻辑、语言和经验上有显著的匹配	1
		存在明显的逻辑、语言和经验上的文化错位	0
	b. 文化形象和案例 为了被接受，教育必须以现实的和积极的方式呈现文化形象和案例	图片和案例以积极的方式展示文化	2
		文化形象的呈现是中性的	1
		使用消极的形象，如夸张或讽刺的文化特征，行动或例子	0
SAM总分			
百分制得分			